# 糖尿病自我健康管理

## ——《中国之声》对话录

主　编　许樟荣　庄　丽

编　者　秦素励　王玉珍　吉　梅

U0320194

科 学 出 版 社

北 京

# 内 容 简 介

　　本书是根据中央人民广播电台《中国之声》对解放军 306 医院许樟荣教授的采访编辑而成，详解讲解了糖尿病发病概况、检测方法、药物治疗、并发症及自我保健等方面的内容。糖尿病是备受公众关注的慢性疾病之一，是危害国人健康的杀手，本书旨在满足大众对保健知识的需求，帮助读者掌握战胜糖尿病的武器。

　　本书为问答形式，针对糖尿病患者最为关注的问题进行答疑解惑，层次清晰、注重实用性，适合于糖尿病患者及家属、基层医师阅读参考。

**图书在版编目 (CIP) 数据**

　　糖尿病自我健康管理：《中国之声》对话录 / 许樟荣，庄丽主编. —北京：科学出版社，2018.6
　　ISBN 978-7-03-057156-4

　　Ⅰ.①糖… Ⅱ.①许… ②庄… Ⅲ.①糖尿病－防治 Ⅳ.① R587.1

　　中国版本图书馆 CIP 数据核字 (2018) 第 073925 号

责任编辑：于　哲 / 责任校对：张小霞
责任印制：徐晓晨 / 封面设计：龙　岩

科学出版社出版
北京东黄城根北街 16 号
邮政编码：100717
http://www.sciencep.com

**北京虎彩文化传播有限公司** 印刷
科学出版社发行　各地新华书店经销

\*

2018 年 6 月第　一　版　开本：850×1168　1/32
2019 年 6 月第二次印刷　印张：6 1/8
字数：153 000
**定价：38.00 元**
（如有印装质量问题，我社负责调换）

# 前　言

　　糖尿病已经成为危及国人健康的重大疾病。近40年来，我国的糖尿病患病率从0.67%增加到10%左右，几乎增加了15倍。我国现有糖尿病患者超过1个亿，更有远高于这个数字的糖尿病前期即糖尿病后备者人群。这就意味着，在未来的若干年内，我国的糖尿病患者的人数还会剧增。

　　在这些糖尿病患者中，糖尿病并发症患病率高。据我们的调查，我国的糖尿病患者中大概有1/2合并高血压，1/2左右的患者合并糖尿病神经病变，1/3合并糖尿病眼底病变，1/4合并心血管病变。

　　我国糖尿病患者存在着确诊率低、治疗率低，在接受糖尿病治疗的人群中治疗达标率低的问题。所谓治疗达标率低，指的是许多糖尿病患者尽管接受了降糖药物或胰岛素，以及降血压、调血脂等治疗，但高血糖、高血压未得到满意控制，血脂异常并没有得到有效纠正。这也是我国糖尿病并发症患病率高且严重的重要原因。

　　糖尿病并发症是造成糖尿病残疾和死亡的主要原因，也是引起糖尿病医疗费用增高的主要原因。一个人的疾病并不仅仅是个人的痛苦，更是一个家庭甚至多个家庭的痛苦。因此，我们需要高度重视糖尿病及其并发症的防治，努力保证和改善糖尿病对患者造成的不良负担。

　　国内外的经验表明，及时确诊并科学合理地治疗糖尿病，则大多数患者能享受正常的人生，糖尿病并发症可以避免，医疗费用可以节省，患者的生活质量可以得到保证。控制糖尿病及其相关并发症不能仅仅靠药物，还需要依靠发挥患者的主观能动性，如合理饮食、适当运动、坚持科学的治疗和定期随访。糖尿病患者本人的健康意识和正确对待疾病的态度及行为起着至关重要的作用。

　　4年前我应邀到中央人民广播电台（现更名为中央广播电视总台）《中国之声》"养生大讲堂"节目与主持人兼主任编辑庄丽老师对话糖尿病，为老年朋友介绍糖尿病及其并发症防治。这个节目共有48集，每集20分钟。庄丽老师精心准备话题，做了大量作业。节目播出后，受到广大中老年朋友的欢迎，并应听众朋友的要求安排了重播，电台还出了盲文版。根据部分听众的要求，我邀请解放军306医院内分泌科原主任王玉珍大夫和《糖尿病之友》杂志编辑部的吉梅主任和王善思编辑将这个节目的录音做了细致的文字整理，编辑成书，即《糖尿病自我健康管理——〈中国之声〉对话录》。

　　即使如此，本书仍然可能存在不足之处。我们欢迎广大读者来信来电帮助我们修改错误、弥补不足，使本书再版时能够质量更高、错误更少。我们也会根据读者的需要，进一步增加新内容。

　　我们相信，阅读这些糖尿病科普文章，会帮助广大的糖尿病患者理智地面对糖尿病、坚持健康的生活方式和科学合理的治疗，从而避免和延缓糖尿病并发症的发生和发展，节省糖尿病的医疗费用。我们也相信，糖尿病患者亲友和基层医生、社区医生阅读这些文章，也会获益良多。

　　在此，作为该书的主编之一和解放军306医院全军糖尿病诊治中心的原主任及《糖尿病之友》的两位主编之一，我谨向中央人民广播电台《中国之声》庄丽老师、向我的同事王玉珍主任、吉梅主任和王善思编辑表示衷心的感谢！

许樟荣

中国人民解放军306医院全军糖尿病诊治中心原主任、主任医师

亚洲糖尿病学会监事

国家心血管病专家委员会委员

原国家卫生部慢性疾病预防与控制专家委员会委员

原国家卫生部国家公共卫生服务项目专家组成员

2018年4月25日

# 目　录

# 第一章

## 糖尿病防治箴言

### 第一讲　如何面对糖尿病

**庄　丽**：近年来，就像许多原属于老年人的疾病一样，糖尿病的发病年龄也大为提前，甚至波及儿童。随着我国城市化的进程和生活方式的转变，我国糖尿病的发病率居高不下，更有大量的糖尿病前期患者。我国现阶段20岁以上的成年人10个人中间有1个糖尿病患者，到了60岁以后，可能3～4个人中间就有1个人患糖尿病，如果到了80岁，2个人中间就有1个糖尿病患者。而且，我国糖尿病前期的患者更多，这就意味着，未来的若干年内，我国的糖尿病发病率将继续上升。

糖尿病与生活方式相关。城市化进程意味着生活方式的改变。越胖的人，糖尿病发病率越高；压力大、精神高度紧张者，血糖容易增高。在很长的时间内，糖尿病可能无临床症状，但对健康的危害将超出您的想象。

糖尿病的危害主要来自并发症，70%～80%的糖尿病患者死于心血管并发症。糖尿病给人们带来了痛苦和负担，也要求糖尿病患者必须严格自律和自我管理。

**许樟荣**：对于糖尿病，早期诊断非常重要。因为许多糖尿患者并没有典型的症状（多饮、多尿、多食和体重减轻），而是不知不觉地患病。在很长时间内，患者食欲好，体力和精力也很好，看上去红光满面没有病态。实际上高血糖已经不断地蚕食身体，一旦出现不适就比较严重了，我在某县级市医院查房，诊治了一个患者，现年46岁，他11年前，也就是35岁时患上糖尿病，当时空腹血糖17mmol/L，餐后血糖29mmol/L。医生当时劝他口服降血糖药治疗，最好应用胰岛素，结果他应用胰岛素治疗了6个月就中断了治疗。这一次因为头痛、头晕十几天才到医院就医。查体：血压170/100mmHg，空腹血糖＞20mmol/L，视网膜病变3～4期。按照既往的标准，糖尿病视网膜病变一共分为6期，到了第6期就是视网膜脱落，视力丧失即失明了。该患者发生肾病变出现大量的尿蛋白，每天尿蛋白的排出量＞3.0g；贫血，血红蛋白90～100g/L（正常为130～160g/L），血肌酐147μmol/L（正常为90～106μmol/L）。也就是说，其肾病比较严重，开始由临床蛋白尿向尿毒症过渡；另外，他还有神经病变。简而言之，11年的糖尿病没有控制，现已合并高血压、肾病、贫血、低白蛋白血症、严重的眼底病变、神经病变。我问他：“你这十多年间为什么不好好看病？”他说：“家里经济比较困难。”其实，糖尿病并不可怕，只要在患病初期坚持治疗，就能控制糖尿病的进展。糖尿病发展有一个过程，高血糖没有控制，日积月累，从量变到质变，就会并发很多因高血糖引发的问题，包括血管并发症、眼底病变、肾的病变、神经病变等。若糖尿病并发症控制不佳，则可能几年后就需要做肾透析治疗了。如果眼底大出血就会失明，生活都难以自理。严重的神经病变还可出现足溃疡。

目前一些患者存在经济困难，在疾病初期舍不得花钱治疗，疾病发展到后期就要付出很大的代价。现在国家医疗保险的覆盖面比十几年前要大得多，对于有些经济困难的人，实行了低保政策，医疗保障比以前健全了，农民还有新型合作医疗。如果认真对待糖尿病，很多人则会避免刚才所说的这位患者的悲剧。有些患者生活压力大，舍不得花时间去看病。现在医院里有周末门诊。社区医院和门诊部都具备一定的糖尿病诊治条件，所以，主要是对糖尿病的认识不够的问题。

**庄　　丽**：糖尿病是否是不治之症呢？

**许樟荣**：糖尿病是一种可预防、可治疗的疾病，血糖控制良好的患者与正常人一样生活。我认识的一位老患者发病时是大学生，在1959年诊断为胰岛素依赖型糖尿病（1型糖尿病），在当时极其困难的条件下注射胰岛素治疗。那时依靠测尿糖监测病情变化，调整胰岛素剂量。由于坚持药物治疗和饮食控制，他完成了学业，娶妻生子，并成为某大学的教授，没有任何严重的糖尿病并发症。也就是说，患病是不幸的事情，但只要科学地对待疾病，就能和正常人一样学习、做事、享受生活。我们身边有许多糖尿病患者，他们在中年时发现患有糖尿病，也是工薪阶层，面临下岗、家庭负担等问题，但他们十分乐观，应用普通的胰岛素治疗，购买血糖仪和试纸，监测血糖。糖尿病伴随着他们走向老年，退休了，在家含饴弄孙，十分幸福。我们的患者中有一位明星，他曾经是八一军事体育队的运动员，参加过国际军事体育比赛，取得过优异的成绩。现在80多岁了，还坚持体育锻炼，积极组织和参加各种糖尿病教育、病友联谊会，自编了糖尿病健身操教给糖尿病患者。他血糖控制得很好，无任何并发症，以自己快乐、阳光和智慧感染着身边的人。还有一位女患者，在30多岁时因为患糖尿病而视力下降，血糖控制不佳，心情烦躁，情绪低落。她丈夫对其不离不弃，爱护有加。他们生活不富裕，该患者开始注射比较便宜的动物胰岛素，后来注射人胰岛素。由于坚持治疗，患者的视力有所好转，血糖稳定，没有发生其他并发症。她恢复了生活能力，甚至可以照看自己的外孙。当然，在工作中也经常看到一些患者十分压抑，血糖控制差，身体情况每况愈下。有的患者希望能找到一种方式，吃某种药或什么偏方，就药到病除，一劳永逸，这是一个不切实际的想法，因为世界上还没有这种药物。还有很多人患糖尿病时没有感觉，与其讲高血糖的危险性，其觉得无所谓，主观上不重视，自己不努力控制高血糖和其他问题，最后，日积月累，5年、10年，乃至20年以后，很多问题就出来了。

这就是科学管理的重要性，患病后要有正确的态度。一个人不患病是不可能的，患了病也不可怕，现在有很多技术和好的方法，有的病可以根治，像肺炎，通过治疗，就可以完全治愈。还有些病，像高血压、糖尿病这些慢性病，按照现在的方法，可以控制得很好。也就是说，我们需要学习一种"艺术"，和糖尿病和平共处。不是让糖尿病来左右我们的生活，而是利用我们所有的资源、知识去管理它。

在治病时，每个人都要考虑经济问题。糖尿病的经济负担比较重，其经济负担主要来源于糖尿病的并发症。据调查，糖尿病患者的医疗费用要比非糖尿病患者多出4～5倍，治疗糖尿病并发症的费用占80%。控制血糖的费用则比较少，只占20%。所以，如果在诊断糖尿病之初，就认真地控制好血糖、血压、血脂，治疗花费则不会太多。有时医师会要求患者做血糖监测，检查肝功能、肾功能、血脂、胰岛素水平，还要检查眼底、尿蛋白、心电图等。有些患者因无不适症状，觉得不需要这些检查。其实，控制高血压和高血脂目的是以后不患心脑血管疾病，或者不发生严重的心脑血管并发症。自我监测血糖需要购买血糖仪器和试纸，但可以让血糖控制理想，药物治疗合理，避免发生低血糖。一个月200～300元的花费得到这样的结果，是值得的。很多患者开始时舍不得花钱，等到发生了并发症，那就有很高的花费了。尤其是患病10年或者更长时间，到了退休年龄，本应该享受没有压力的晚年，却疾病缠身，经济负担就更重了。如果合并严重并发症，就需要更大的投入。例如，肾衰竭患者需要做透析，不透析就不能维持生命，1周要透析3次，1个月要透析12次，1次要将近500元透析费，1个月就要几千元。而且肾衰竭带来的贫血、心力衰竭也需要治疗，患者要遭受身体和精神上双重痛苦。每次透析3～4小时，还要家人陪同。如果刚开始得了糖尿病，就加以重视，加强管理，这些并发症可以不发生，或者发生程度轻微。很多糖尿病患者甚至通过饮食运动、减轻体重等不用药也能控制好血糖。当然，这部分人比例不高，也不能避免随着病程延长而应用药物治疗。有些患者十分相信保健品，认为它不伤肝肾，不是药，花多少钱买也不心疼。例如，我不久前看的一个患者糖尿病病史7～8年，血糖控制很差，已经出现了眼底和肾并发症。询问了患者才知道，他吃了两种保健品，钱花了，病没有治好。这种错误方向的投入自然没有好效果。其实药品都有它的不良反应，说没有副作用就不科学，但是药品的副作用发生概率很低，在合理剂量范围内使用是安全的。有些人看了药品说明书后吓得不行，说药物伤肝、伤肾，不敢吃了。这是非常错误的。服用糖尿病治疗药物过程中有什么疑虑要咨询医生，不要随意停药。真正不安全的药物是没有说明副作用的成分不明的药物，这类产品很多就是打着"保健品"、所谓"中药"的幌子。

很多患者得了糖尿病以后，开始的时候不相信。例如，在县医院诊断为糖尿病，他不相信，就跑到市里去看，甚至省会城市的医院，得到同样的诊断，还是不相信。再到北京、到上海看。医生都明确告诉他是糖尿病，他仍然怀疑，在北京就诊于解放军总医院还不甘心，还跑到协和医院去看。这样接受了很多检查，抽了多次血，花了很多钱，最后并没有得到一个高质量的、全面的医疗服务。花费了大量的精力和时间，在很多医院重复检查，甚至开相同的药物，却没有听从医生的劝告，认真对待糖尿病，这类患者临床上并不罕见。现在许多中小城市的医院设备很好，医院的医生很多都是一些大专家的学生，糖尿病的治疗水平不比北京、上海等大城市的医院差。在政府政策的扶持下，许多社区门诊部也可以进行血糖监测。许多药品在社区门诊部取更便宜些。糖尿病患者看病很方便了。但是，不少患者不相信这些基层甚至地县级医院的医疗水平。这是很严重的问题。

糖尿病患者要与医生配合。医生会很认真很细致地根据你的情况，量体裁衣，实施个体化治疗。为什么许多患者到处看病呢？因为他不相信自己会患病，不能接受患糖尿病的事实，恐惧糖尿病，恐惧控制饮食，不想改变自己的生活方式。

有的人认为，我的父母没有糖尿病，为什么我得了糖尿病呢？糖尿病是有一定遗传倾向，但不是遗传性疾病。就是说，父母健康，子女也可能有糖尿病。社会在发展进步，很多人的父母还在田间劳作，自己已经进城，成为白领。而他们身体的基因、身体结构并没有发生很大的变化，体力劳动减少、能量摄入超标、久坐的生活方式、巨大的社会压力都导致了糖尿病的发生。从糖尿病的发病规律来看，糖尿病患者的子女患糖尿病的机会多于其他人，但是，只要这些孩子注意培养良好的生活方式，他们也可能不得糖尿病还有人说，我不爱吃糖，也很少吃甜食，怎么会发生糖尿病呢？长期大量甜食对身体不好，但是糖尿病的发生与吃糖与否无关。当然，已经患糖尿病的患者不宜食用过多的糖分。

**庄　丽：**老年人患糖尿病很危险，年轻人身强体壮，发生了糖尿病有危险吗？

**许樟荣：**年轻人患糖尿病当然有一定危险。18个月以前，我到辽宁抚顺，下基层讲课查房，当地发生了这么一件事。22岁的小伙子到北京参加青年歌手大奖赛返回家乡后，嗓子痛，口干，十分疲乏，吃东西都困难，持续1周时间，到医院看病，检查血糖，血糖高到血糖仪测不出来具体数值。

**庄　丽：**哦，测不出来，那血糖仪测定血糖的上限是多少呢？

**许樟荣：**一般来说，用快速测量血糖仪，血糖30mmol/L以下能测出数值。我们正常人空腹血糖应该是6mmol/L以下，饭后2小时血糖应该在7.8mmol/L以下。患者抽血检查的血糖数值是82mmol/L。当时这个小伙子意识不清，医院就立即开始抢救。他的体重是100kg，发病1周内体重已经下降了10kg。治疗第2天血糖降到23mmol/L。小伙子感觉好些了。当时他入住的是抚顺市最大的医院，但该患者家属非要转院，就转到了沈阳市某三甲医院，因为住院床位问题，只能在急诊科继续抢救。抢救1

天以后，情况好转，但该患者出现双手指端青紫。患者及其家属又要求出院，出院以后，当天晚上病情加重，再送到医院没抢救成功，就去世了。这是严重的高血糖高渗性昏迷，是严重的糖尿病高血糖急性并发症，病死率很高。什么是高渗呢？高血糖使脑、神经、心脏组织等许多器官严重脱水。举个通俗的例子，我们炒蔬菜时，一放下盐或糖，菜里的水分就出来了，这是因为糖和盐将菜内的水分吸出来了。脱水使脑细胞、心肌细胞等功能严重受损，且不能恢复。如重要器官衰竭，就有生命危险。严重高血糖状态还可以合并酮酸堆积、酸中毒，这也是致命的。在目前的医疗条件下，严重的高血糖和酸中毒患者及时应用胰岛素治疗和补充水分完全可以抢救成功。这个患者无论在哪家医院坚持治疗，都不至于发生死亡的悲剧。

高渗昏迷、酮症酸中毒对于老年人更危险。很多老年患者因为肺部感染，没有及时饮水可造成高渗昏迷。老年人本身血管硬化和狭窄，高血糖使血液黏滞，于是就发生脑血栓、心肌梗死、肾衰竭等，抢救很困难，病死率可以达到50%。有些患者抢救成功后，遗留心功能不全、脑血管后遗症等，生活质量从此大幅度下降。

我曾经有一位同事，患糖尿病时不到30岁，虽然她是医务人员，但是也没有重视治疗，在十几年中，逐渐发生了眼底病变、糖尿病肾病、冠心病。目前她的视力已经完全没有了，失明了。这种悲剧其实完全可以避免，以上2个患者有很好的医疗条件，经济上没有困难。因为无知、固执己见而误了性命和丧失了视力。

我们曾经见过1型糖尿病的小患者，因为母亲忙于生意，没有经常带孩子复诊，为了省事，每天使用2次胰岛素，很少给孩子监测血糖。孩子十几岁了，看起来就像七八岁，十分瘦小，发生了白内障和蛋白尿。患者是女孩，已经到青春期了，仍没有月经来潮。1型糖尿病是胰岛素绝对缺乏，患者需要终身注射胰岛素，但是，注射了胰岛素并不等于就自然地控制好高血糖了。虽然使用了胰岛素，但未达到控制血糖的目标，使得孩子身材矮小、发育停顿，将来学习、就业甚至结婚、生育都有困难。还有一位年轻妇女，患糖尿病后没有好好治疗，怀孕后发生了酮症酸中毒，治疗后血糖控制好了，酸中毒纠正了，但是孩子出生后发现是先天性耳聋。原因既可能是高血糖酸中毒乃至血压的变化影响了胎儿听神经发育，也可能是母亲有先天性耳聋的基因，这造成了孩子终身遗憾。这种例子很多，也让人十分痛心。看到年轻的生命受到摧残，不是医学没有办法，而是患者及其家属疏忽或者无知造成。我们真心希望大家重视糖尿病，多与医生交流，告诉医生您的担心和想法，选择合适的方案进行治疗。

# 第二讲　我国糖尿病发病概况

**庄　丽**：2010年我国最新的糖尿病流行病学调查数据显示，我国糖尿病的总患病率为11.6%，这比刚才许教授在节目中提到的2008年的那个流行病学调查数字大幅上升。想请教一下许教授，为什么在2年间，流行病学调查数字会有这么明显的、大幅度的上升呢？

**许樟荣**：这个实际上不是说绝对人数的上升。2008年由杨文英教授领导的糖尿病学分会专家开展全国性的调查，采用的标准是空腹血糖≥7.0mmol/L和（或）糖耐量2小时血糖≥11.1mmol/L。2010年的调查是由中国疾病预防控制中心（CDC）的赵文华教授和上海瑞金医院的宁光教授主持进行的。除了空腹血糖≥7.0mmol/L和（或）餐后2小时血糖≥11.1mmol/L以外，还多了一个标准，即糖化血红蛋白≥6.5%。如果都用空腹血糖和餐后血糖标准，宁光教授这个调查的糖尿病患病率也可能和以前是一样的。所以这个结果是因为多选了一个标准，患糖尿病的比例就增加了。就像入学考试，如果总分300分入大学，那现在除了总分300分以外，再加一个标准，单科成绩超过多少也能录取，录取的人不就多了吗？就是说总的人数没有增加，由于诊断标准的修改，造成的结果不同，不是说绝对人数增加。这是一个很重要的概念。所以不能认为我国的糖尿病患者从9240万，增加到了1亿多。糖尿病绝对人口数还是没变，只不过在原有基础上增加了一个标准，又入选了一部分人，这样造成了患病率的改变。但不管怎么说，以我国人口13亿的基数来讲，患者人数是很惊人的，我们要高度重视。

**庄　丽：**与这个数字密切相关的第二个问题，就是说从20世纪70年代末80年代初，将近30年的时间，糖尿病的患病率是直线上升的，什么原因导致了糖尿病的高发？

**许樟荣：**这是一个非常好的问题，实际上通过谈这个问题，我们就知道糖尿病应该怎么进行预防。糖尿病的患病率从1980年的0.67%发展到2008年的9.7%，就是说在将近30年里，糖尿病的患病率增长了十几倍。为什么会出现这种情况呢？这里边有几个因素，第一个因素是反映社会在进步，因为糖尿病跟年龄有关系，平均寿命越短，糖尿病发病率就低。比方说，1949年我们中国人的平均寿命才39岁。那时候老百姓没有摆脱贫困，十分瘦弱，那时候的主要疾病是营养不良、传染病，没有高的糖尿病患病率。可是我们现在平均寿命到了74岁，上海到了80多岁，年龄越大，糖尿病患病率越高，所以，糖尿病患病率的剧增反映人口老龄化。过去说人生七十古来稀，现在人生七十不稀奇了，所以这是社会进步的表现。第二个因素与肥胖等生活方式变化有关。平均寿命长了以后，体重增加了，现在中国人中肥胖人群有1.3亿人口，大概超重者和肥胖者达到2亿。体重越胖的人糖尿病患病率越高。超重者糖尿病发生率直线上升，肥胖的人要比正常体重者糖尿病发生至少要高出4～6倍，所以糖尿病患病率就高了。现在很多糖尿病年轻化了，过去我们知道十几岁的孩子主要是1型糖尿病，2型糖尿病非常罕见，但现在很多七八岁、十几岁、二十几岁的小孩子都有2型糖尿病。什么原因呢，就是很多小孩肥胖甚至严重肥胖，胖小孩发展成糖尿病的危险大。第三个因素跟城市化进程有关系。我国做过很多调查，城市里糖尿病的患病率，大城市要高于中等城市，中等城市要高于小城市，小城市高于农村。现在这个城市化进程加快了，生活方式改变了，带来了糖尿病患病率的增加。

**庄　丽**：城市化进程加快导致的糖尿病背后的因素是什么呢？

**许樟荣**：城市化进程意味生活方式的改变，城市里的人活动量减少，而且饮食结构改变。城市里的人蛋白质的摄入量，肉的摄入量要高得多，城市中肯德基、麦当劳，各种快餐店比比皆是，炸鸡腿等西餐食品很受欢迎，尤其是小孩和年轻人。农村里没有这些因素，许多人的食物要简单和纯天然一些。还有汽车拥有量的大幅度增加，意味着人们活动量少。在几十年内，我国的GDP大幅度提高，人们摄入蛋白质、脂肪类食物显著增多，食物的结构发生了巨大的变化，从以蔬菜、粮食为主的饮食习惯改为以肉食、脂肪类为主。而农村里生活的人是主要靠自己走路，需要干农活，体力活动要多一些。所以造成了糖尿病发生城市多于农村的现象。值得注意的是，许多农村变为城镇，农民的土地被征用，农民也变为工厂工人，或者做起了生意，体力劳动比过去减少。许多农田变成高楼大厦，家务劳动也由机器代替，农民的生活习惯也与城里人一样。所以，农村糖尿病发病率也明显增加了。还有城市里的人压力大，许多在职场拼杀的人情绪高度紧张，血糖、血压都容易增高。在城市里上班，清晨开始就要挤地铁，全力冲刺，忙碌一天直到下班回家，晚上可能还有应酬。甚至回家后还要工作、学习等。精神难得松弛。还有污染、雾霾天气、食品安全问题很可能影响糖尿病的发生。上海瑞金医院做了关于塑化剂方面的研究，证明可能和糖尿病的发病有关，国外也有这方面的调查结果。塑化剂在农村相对较少，这些综合因素造成的城市糖尿病发病率是农村里2～4倍。糖尿病的发病率大城市高于中等城市，中等城市高于小城市，小城市高于农村，这是一个普遍的现象。但是现在还有将来会出现大量的糖尿病前期患者。现在发现有些农村地区，糖尿病前期的患者超过城市，这就意味着这些地区将来发展成糖尿病的"后备军"非常大，将来是糖尿病的高发区。为什么会这样呢？经济发展了，我国很多农村生活好起来了，有人有钱了，就大吃大喝，白天打牌消磨时间。而我在外国留学的时候，看到外国人经济条件好的家庭喜欢旅游，到处去玩。

有一个理论认为，生活费用占工作收入越小，这个国家越发达。因为吃喝不愁之后，就有足够的经济实力充实精神生活。可是在我国很多地区，吃、穿、住等消费占了收入的很大比例，说明这个地方不发达。在不发达地区，首先要解决温饱问题。吃好喝好是有钱的标志，是许多人的目标。所以就没有能力追求旅游、艺术欣赏等精神生活了。另外，很多人没有追求健康生活的意识。等社会发展到一定程度，人们接受了必要的文化知识，就把生活的目标提高到精神层面，如懂得欣赏艺术、追求健康，有时间和能力去旅游，充实阅历。知道什么是亚健康状态，如何预防。有时间不是去吃喝，而是去运动，学习科学知识和过有品质的生活，糖尿病的发病率就会下降。目前糖尿病发病高的国家主要是发展中国家，包括中国和印度，欧美等发达国家糖尿病发病率比较稳定。

很多人有钱了，追求吃大鱼大肉，用打牌甚至赌博来消磨时间。这部分人的糖尿病发病率上升。我有很多患者，搞个房地产公司，很有钱，才50多岁，糖尿病病史没有几年，但是心脏血管安了好几个支架，合并高血压、高血脂等很常见。他们还无所谓，还是每天晚上应酬、天天喝酒吸烟；可以花时间打牌，也没有时间到医院检查，不认真服药。这些先富起来的人，身体也早早垮下来。还有人未富先病，还没有解决温饱问题，由于不良生活习惯发生糖尿病、高血压、高血脂，要花大量的金钱来看病。

我国医疗资源分布不均衡是个很大的问题。大医院集中在大城市、发达地区。许多农村地区医疗条件匮乏，糖尿病诊断不及时，没有人进行糖尿病预防健康教育和公众健康生活方式指导。在许多不发达的地区，糖尿病发病率也逐渐增高，糖尿病药品很少，没有专业医生，这些影响了糖尿病及其并发症的防治。

# 第三讲 为什么需要重视糖尿病前期

**庄　丽：** 许教授，我们谈到了一个概念，就是糖尿病前期。糖尿病前期是什么概念呢？糖尿病前期一定会发展为糖尿病吗？怎样才能不发生糖尿病呢？

**许樟荣：** 糖尿病前期患者的血糖是介于正常和糖尿病之间，血糖高于正常，但还没有达到糖尿病的水平，具体来说，就是说他的空腹血糖6.1 ~ 6.9mmol/L。这些人能否被称为"患者"还有争议，但我倾向于还是成为患者，以期引起他们和社会的重视。最近宁光教授和他的同事发表的文章，糖尿病前期患病率达到了50.1%，研究采用的标准是空腹血糖5.6 ~ 6.9mmol/L，餐后2小时血糖是7.8 ~ 11.0mmol/L，糖化血红蛋白处于5.7% ~ 6.4%，这个都叫作糖尿病前期。我们国家糖尿病前期的诊断标准，空腹血糖仍然是6.1 ~ 6.9mmol/L，餐后2小时血糖是7.8 ~ 11.0mmol/L。从定义上来说，我们也可以把糖尿病前期患者看为糖尿病的后备者，不一定都转为糖尿病，但这些人发展成糖尿病的可能性要远远大于完全血糖正常的人。糖尿病前期的人群虽然还没有发展成糖尿病，但是他们可能已经有心血管病的高危因素。这些人当中很多有高血压、血脂异常、肥胖。有些人有糖尿病、心血管的家族史，有些有高尿酸血症，还有的人可能尿白蛋白增高。其中相当一部分人有腹型肥胖。腹型肥胖指的是这种肥胖以腹部脂肪沉积为特点，包括一部分体重上没有达到肥胖标准，但腹部脂肪很多，也叫中心型肥胖。这些患者将来发展为糖尿病和发生心血管病变的危险性要远远大于血糖完全正常的人。但这部分患者只要严格控制体重，节制饮食和注意锻炼，约有1/2的人可以不发展为糖尿病。

**庄　丽：** 从糖尿病的前期到糖尿病的历程通常有多远？

**许樟荣：** 这个过程因人而异，以往有调查结果显示，糖尿病前期在5～10年，有1/3发展成糖尿病，有1/3可以转为正常，还有1/3维持现状。这些患者血糖水平越高，发展成糖尿病的危险性越高，过程越短。与其他危险因素也有关系，如果这个人既有高血糖，又有高血压或者高血脂、高尿酸、脂肪肝、肥胖等，危险因素作用叠加，将来发展成糖尿病、心血管病的风险越大。血糖低一些，没有高血压和高尿酸等，发生糖尿病、心血管疾病的危险低一些。我国的大庆，对糖尿病前期患者观察了研究20年，最终将近九成的患者都发展成糖尿病患者。随着观察时间的延长，发展成糖尿病的患者比例越高。但是，也不要太害怕，因为关注这些前期的人，是预防糖尿病的关键阶段，如果我们采取预防措施，就可以使糖尿病前期不发展成糖尿病，或者晚发展成糖尿病，即使发展成糖尿病了但没有严重并发症，这样一辈子可以过得很好。采取什么预防措施呢，第一就是要控制饮食，加强运动，保持良好的体型，因为越是胖的人发展成糖尿病的危险性越大，一个人体重比较正常，或者肥胖的人把体重减下来，糖尿病前期就有可能变成正常血糖。研究认为，饮食和运动治疗的效果要好于单纯口服药物如二甲双胍。怎么保持体形呢？就是节制饮食，不能吃十分饱，吃七八分饱，甚至于五六分饱就好。要优化饮食结构。人体有一种能力，就是在食物充足的时候把能量储存起来，以备"灾荒"。现在"灾荒"少了，因为饥饿而致病的人很少了，存储的能量不能消耗就造成疾病。吃的太多，高糖、高脂的食物吃的太多，垃圾食品吃的太多，就会吃出高血糖、高血脂和肥胖。所以年纪越大，食量要越少，如果说年轻人吃十成饱的话，五六十岁的人，吃八九成就行了，到60岁的时候，七八成，到70岁的时候，吃个六成就行了，80来岁的时候，吃个五成饱就行了。通过这个方式节制饮食来控制体重。适当的活动加节制饮食，可以使糖尿病前期发展成糖尿病的风险性至少降低1/2。第二，对于其他危险因素，比方说高血脂，要服药物来控制，血脂降低以后，发展成糖尿病的风险性也会下降，另外，尿酸高的人容易发生痛风性关节炎，所以要控制尿酸的水平。把所能够控制的危险因素尽量控制好，加上健康的生活方式，宽松的社会环境，有相当多的糖尿病前期就不发展成糖尿病。糖尿病高危人群要定期检查，及时复诊。因为糖耐量减低的患者没有任何症状，所以要每个月或隔月检查餐后血糖，这个并不困难。现在有便于使用的血糖检测仪，无须抽血，检查一滴指血即可。必要时再到医院进行复查，接受糖耐量试验。

**庄　丽**：糖尿病前期都会发生糖尿病吗？

**许樟荣**：所谓糖尿病前期就是说在未来的若干年内，发展成糖尿病的危险性很大。这么来说，跟我们千家万户都有关系。我是1983年毕业的糖尿病专业研究生，从事糖尿病临床工作30多年。我发现许多单位和领导班子里边，没有一个糖尿病患者的很少，越是到了高层的班子，糖尿病患者相对越多。家庭亲友中，没有糖尿病的也很少。甚至于2口之家、3口之家都有糖尿病，或者有糖尿病前期的人，这些人就是高危人群。所以说糖尿病跟我们各家各户都有关系，这是其一。其二，糖尿病可以带来很多的问题，可以带来心脑血管、眼睛、肾、神经、下肢血管和皮肤等多脏器多种组织的问题，所以很多人有糖尿病并发症。家里只要有一个这样糖尿病合并严重并发症的人，就会举家不安。比如说老年人得病了，家里人要陪看病或者陪住院，儿女要请假照顾。尤其糖尿病还有一个很大的特点，年龄越大越容易得。如果说20岁以上的人中间，10个人中间有1个人患糖尿病，那么到了60岁以上的人中间，可能3～4个人中间就有一个患糖尿病，如果到了80岁了，2个人中间就有1个患糖尿病。现在全国的人均寿命大概在74岁，北京、上海这样的城市，人均寿命已经过了80岁了。也就是说，如果你家里面有2个老年人的话，可能2个老年人中间有一个是糖尿病患者，怎么能说跟家里没关系呢？糖尿病患者有医疗问题、生活照料问题，包括饮食、运动和心理问题。糖尿病带来的医疗费用是很沉重的。我国做过统计，糖尿病的医疗花费占到了我国卫生事业费的10%以上。糖尿病的医疗负担、社会负担都是发生在并发症期。疾病开始负担并不重，花钱也不多，而且患者生活质量也很好，可以继续工作，行动自如，但是年龄大了，经济上没有那么好了，比如退休了，医疗花费反而增加了。而且要依赖别人了，感觉力不从心，生活质量直线下降。

所以一开始得糖尿病，我们就要充分地认识到糖尿病的危害性，同时，要充分认识到糖尿病是可防可治的，通过科学合理的治疗，可以防止并发症。如果没有并发症，糖尿病就没有那么可怕，医疗费用就没有那么沉重，家庭负担也不严重。所以，只有大家都认识到这个问题，把工作做在前面去了，我们的社会、我们的家庭，因为糖尿病带来的负担就会大大减轻。

# 第四讲　十六字维多利亚宣言

**庄　丽：**其实糖尿病预防措施不复杂，谁都可以做到，但是需要坚持才能见效。

**许樟荣：**我们今天的话题可以概括为自我健康管理。世界卫生组织有个维多利亚宣言，就是16个字，4句话，如果这4句话的要求能做到，包括糖尿病高血压在内的常见慢性疾病可减少至少1/2。

**庄　丽：**维多利亚宣言这16个字是什么呢？

**许樟荣：**这16个字很关键，就是"合理饮食，适当运动，戒烟限酒，心理平衡"。

糖尿病是与饮食关系非常密切的一个疾病，任何人如果饮食不节制，经常讲究好吃好喝，这种患者是不可能把糖尿病控制好的，如果是处于糖尿病前期，很快就发展成糖尿病，所以合理饮食要做到控制总的热量。

第一，控制饮食。一个人胖总是有道理的，有的人说我喝水都胖，那是不现实的。胖的主要原因是吃进去的热量超过消耗的热量，过量的热量存在体内，成为脂肪储存，体内脂肪多了就胖了，如果消耗的热量大于吃进去的，必然是瘦的。我在酒泉卫星基地参观场史馆的时候，看了许多发白的老照片，是20世纪五六十年代拍的，所有的领导和战士没有胖的，没有摄入过多热量，怎么能胖呢？所以，坚持节制饮食就不会胖。到了一定年龄以后饮食要减量。

洪昭光教授也说，七八分饱有利于健康，还说"腰围涨一寸，生命短一分"，那是有道理的。人越胖，腰围越大，问题越多，生命越短。所以饮食一定要合理。饮食合理第一条就是要控制总热量，第二条是要少量多餐。中国人的习惯是吃三餐，有的人是两餐，这不合适。英国人的方式，欧洲的方式，有很多喝茶的时间，早上9：00、10：00早茶，喝点茶，吃一两块饼干。中午吃的很简单，三明治加一个苹果或一杯蔬菜沙拉就是一餐饭。下午13：00～16：00的时候，再吃个小的蛋糕或者甜点，喝一杯咖啡。晚餐是正餐，是家庭聚会或者朋友相聚的时刻。这种少量多餐的方式的好处是，每吃一点，胰岛素分泌一点，胰岛素不会太高，很少会出现严重高胰岛素血症，这样的饮食方法不容易胖和造成严重的高血糖，除非一顿进食量特别大。但是晚上如果吃的特别多，甚至睡前还要加餐的人特别容易胖。另外，晚上活动少，热量消耗少。在生活习惯方面，吃得慢的人不容易胖，吃得快，狼吞虎咽的人容易胖。如果吃得慢一些，吃到一定时间，例如一顿饭吃15分钟以上，胰岛素水平上升得也慢，相对不容易造成严重的高胰岛素血症。脑组织中负责饱腹感的神经组织就认为吃饱了，不想再吃了。快速吃饭的人食欲非常好，狼吞虎咽吃饭，胰岛素陡然升高，不知不觉就多吃了很多。吃的食物要粗，不能吃太精致的饮食，精米白面不一定好，因为食物反复加工后失去了有营养的麸皮，只剩下非常容易吸收的淀粉。淀粉是多糖，被胃肠道里的酶分解后变成葡萄糖吸收。而麸皮里含有丰富的B族维生素，有利于通便和降血糖、降低血脂。含粗纤维的食物吸收的慢，血糖增高也慢。例如，有些糖尿病患者愿意吃二米饭（大米和小米混合），就很好。还可以加薏苡仁、豆子、红薯、南瓜、玉米楂等，成为营养丰富的杂粮饭。粗粮进了消化道以后，它会形成一种纤维素的网，部分隔绝了酶和食物乳糜的接触，淀粉和脂肪的分解就缓慢了，胰岛素分泌不是很多，还吸附许多脂肪。吃了粗粮人还会有长时间的饱腹感，不容易饿。富含纤维的蔬菜也有同样的效果。还有被大家忽视的豆渣、野菜、红薯叶、芹菜叶也是上乘的食物。菌类、魔芋等食物也是高质量的富含膳食纤维的好东西。粗粮里含多种B族维生素，对于防治糖尿病神经病变，改善皮肤的营养是有帮助的。粗加工的食品更接近天然。控制总热量，少吃多餐，宜粗不宜细，这样的饮食结构比较合适。

第二，适量运动。国外做过一些统计，糖尿病前期的人，有心血管危险因素的人，如果每天能够坚持中等以上速度的运动，快步行走，或者跳绳、跑步、游泳，每天能坚持30分钟，1周能坚持5次，5年或10年以后，糖尿病前期发展成糖尿病的风险性可以下降40%以上，运动可以使糖尿病危险性不发生或者发生的慢一点。饮食和运动治疗结合效果好。不要觉得坚持运动很简单，每天不就30分钟，每周5次吗，可是要持久坚持是不容易的。因为人都有惰性，会找一些理由不运动。饮食和运动对于糖尿病前期的作用，国外和国内都有研究数据，坚持饮食节制和适量运动的人，即采取健康生活方式的人与不坚持健康生活方式的人比较，糖尿病的发病率要降低40%～50%。

第三，戒烟限酒。吸烟绝对不好，所以要控烟。糖尿病患者或者心血管病患者一旦吸烟，则各种并发症的风险性都会增加，主要是冠心病、脑梗死和下肢血管病变等大血管病变。吸烟使血管痉挛、狭窄甚至闭塞。对于肺部，吸烟造成气管炎，甚至肺气肿，更严重的吸烟可以致癌。吸烟还可以使糖尿病患者更容易发生下肢血管病变和使糖尿病足溃疡难以愈合。我们临床上见到的糖尿病足溃疡的患者以男性、吸烟者居多；吸烟患者的治疗效果差。

酒可适量地少喝一点儿，有研究认为，一点不喝酒的人和经常大量饮酒的人都不好，少量喝一点儿的人是好的，提倡每周饮少量的红酒和低度的白酒。饮用啤酒可以增体重。但是我们不提倡每个人都去喝酒，因为酒量的适量很难标定。如果天天喝少量的酒，酒量会见长，最后饮酒就成了习惯，甚至酗酒。我们的饮食文化把饮酒做交友和社交的手段，很容易发生饮酒过量。

第四，心理平衡。一个人生活是否有趣跟自己的期望值有关，像我这个人期望不太高，所以总能感觉很幸福。可是一个人如果不满足，当了官了你想当更大的官，有了钱了你想有更多的钱，总是处于一种失望的状态，这种人很少有幸福感。这就是欲壑难平，常获得悲剧的结果。在斤斤计较的心态下，这种人也很容易得病，得什么病呢？除了糖尿病，容易得心理疾病。糖尿病患者中间，至少有20%的人有心理问题，有的人处于忧郁状态，我的一个患者，感觉全身麻木、疼痛，睡觉不好。糖尿病发病1年多，忧虑重重。实际什么检查结果都是正常的。我就跟他谈心，问看过心理医生了没有。他说，我曾经看过心理科，吃了药以后确实好转。后来就诊医院的心理科撤销了，停药后症状又回来了。由于疾病痛苦，经济压力和社会压力等，部分糖尿病患者处于焦虑抑郁状态，这对糖尿病和高血压都有不利影响。焦虑还可以诱发胃溃疡、肠胃功能紊乱、失眠等。所以，保持心理平衡既是一种处事方式，也是一种治疗。难以保持心理平衡的患者，可以求助于心理医生，也可以通过自身

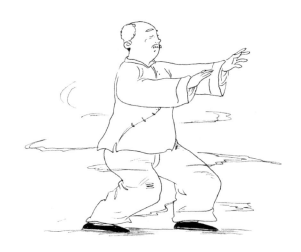

修养的提升、健康知识的学习和建立友善的朋友和社会关系及积极参加体育运动和社会活动获得改善。

**为什么许多人患糖尿病没有症状？**

庄　丽：我们都从书上看到，糖尿病的症状是多饮、多尿、多食、体重减轻。但许多人往往在不经意的检查中被发现有糖尿病，或者是发现了严重疾病如心脏病、脑血管病等，或是准备进行手术治疗时被确诊糖尿病。怎样才能早发现糖尿病呢？

许樟荣：我们国家做过多次的糖尿病调查，国外也做过很多调查，像美国、澳大利亚结果都是差不多的。有一个发现，有 1/3 ～ 1/2 的人在接受调查的时候才发现自己有糖尿病，也就是说，这些人如果没有参加调查，他并不知道自己有糖尿病。用我们的术语说，叫作糖尿病的知晓率比较低。为什么很多人有了糖尿病，但本人并没有意识到呢？因为在很多患者处于糖尿病的早期，即使血糖高，但患者并没有口干、多饮、多尿、体重下降这些表现。糖尿病经典的症状叫"三多一少"，实际上，真正有这些经典症状是少数糖尿病患者。糖尿病的诊断标准，空腹血糖≥7mmol/L和（或）者餐后2小时血糖≥11.1mmol/L。一般而言，空腹血糖水平超过13mmol/L，或者250mg/dl，才会有明显的多饮、多尿、口干、体重减轻。当空腹血糖低于这个水平的时候，很多患者并没有这方面的表现，所以并不会主动去检查，等到有了这些表现的时候去检查，往往比较晚了。原因是在血糖超过13mmol/L，超过了肾对尿糖的吸收能力，尿里有大量的糖，患者才多尿，尿多了才口渴，多喝水，而糖从尿里丢失后，人会缺乏营养，就发生消瘦。但是肾对尿糖的吸收能力也是因人而异，有些人血糖很高，尿里也没有糖。而且口渴等症状与人的耐受能力有很大关系。书本上糖尿病的症状是根据1型糖尿病而描述的，1型糖尿病是胰岛素依赖型糖尿病。患者胰岛细胞迅速破坏，胰岛素突然丧失，就出现血糖急剧增高，"三多一少"症状很明显。而目前以2型糖尿病为主。2型糖尿病是缓慢发生的，患者有一定的胰岛功能，典型症状少见。这就是一旦发现可疑糖尿病就要及时检查的原因。什么情况下，要主动去查呢？有糖尿病的危险因素，就应该定期的检查血糖。比如每年定期体检，查血糖。那么，危险因素包括哪些呢？第一，父母都有糖尿病的，子女得糖尿病的可能性会大一些；第二，特别肥胖的患者；第三，40岁以后糖尿病发病率高，所以

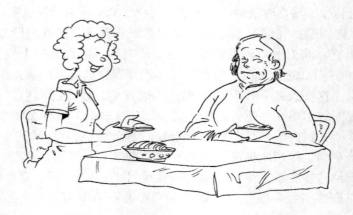

40岁以后的人就需要主动做检查；第四，合并血脂异常、心血管疾病、脑血管疾病的；第五，合并胆囊炎、胆结石的；第六，女性怀孕期间分娩过巨大胎儿，就是孩子超过4kg以上的，或者曾经患妊娠糖尿病的；第七，过去有过血糖异常的。对于这些糖尿病高危人群，要定期做检查，包括平时看病的时候，或者做体检的时候查血糖。查血糖的时候，我们还要注意一个问题，有时查空腹血糖还不够，需要同时查饭后2小时的血糖。因为糖尿病的初期往往表现餐后血糖升高。有条件的，进行糖耐量试验，就是检查空腹血糖后再喝75g葡萄糖水，检查餐后血糖，这是标准的糖耐量试验。没有条件的，可以吃100g面粉做的馒头或方便面后检查餐后血糖。患者因为其他的病到医院去看病，如脑卒中（脑出血、脑血栓）、心肌梗死、冠心病、心绞痛，还有胆囊炎、胆结石等一定要检查血糖，准备做手术前是必须要查血糖，患肿瘤、精神疾病的患者也要检查血糖，因为某些精神病药物可以导致高血糖，肿瘤的患者血糖也容易升高，因为抗癌治疗里面有时候还要加用激素，可能会诱发糖尿病。所以，检查血糖不是浪费或多此一举。从流行病学角度看，20岁以上的人有5%～10%的糖尿病可能性，40岁以上的人可能就有1/4

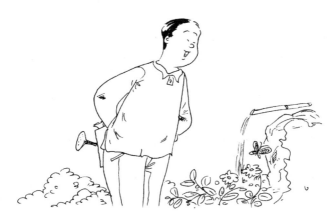

的可能性，这样，当您去看病的时候，要想到有糖尿病的可能性。到我们医院来住院的患者，每一个人都要查血糖，这样能够及时发现糖尿病，避免严重的高血糖带来严重的后果。虽然糖尿病患者血糖高没有任何的感觉，但是高血糖的危害是持续存在的，尤其是对血管的危害，糖尿病患者发生冠心病、脑血管病、眼底病、肾病的概率都大大增加。轻度高血糖不危险吗？当然不是，轻度高血糖的危害也是心血管问题。有很多患者，到了40岁以后，就发生高血脂、高血压，如果还吸烟，这些危险因素越多，糖尿病的危险性越大。在结核病患者中间，合并糖尿病的要比非结核患者高3～4倍，冠心病的患者合并糖尿病的要比同年龄人非冠心病患者高2～4倍。糖尿病发现的越早，接受治疗越早，越能够避免很多的不良后果。糖尿病不良后果的形成从哲学的角度讲，是从量变到质变，就是说很多的问题是一个日积月累的过程，动脉硬化不是一天形成的，而是经过了漫长的过程。一个人进入成年以后，过度饮食、不运动、吸烟、血糖和血脂异常都埋下了动脉硬化的种子。就像水管一样，水管里虽然有流动的水，几十年以后就会锈迹斑斑，有些地方被腐蚀了，有些地方阻塞了。血管也是，血液里边有很多细胞成分，白细胞、红细胞、血小板，很多的有形成分和很多的无形成分，如蛋白质、脂肪、葡萄糖等。血液里的脂肪可以沉积在血管壁，使光滑的血管壁凹凸不平，僵硬、狭窄。血小板和白细胞与凝血物质聚集成血栓。血栓到小血管就走不动了，停止在脑血管就是脑血栓、脑梗死，停止在心脏血管可以导致心肌梗死。血糖的增高使血液更加黏稠。本来是降血糖的胰岛素反而伤害血管内皮，促进血栓的形成，使血管更加僵硬。

控制饮食，锻炼身体，戒烟，控制高血压和高血糖，就是为使这些指标都能控制到正常，避免10年、20年以后出现严重的问题。很多人说，我刚发现糖尿病，现在没任何感觉，因此我不在乎，我相信我自己不会那么倒霉。那你现在确实没感觉，也确实不会马上有问题，但是到了5年、10年或者20年以后，疾病经过了量变到质变，暴发出来了，就出问题了。假设一个30岁的人，10年以后就是40岁，正是年富力壮。20年以后，才到中年，上有老下有小。这个时候，当祖国和家庭正需要你的时候，你倒下了，那有多么遗憾。有许多设想、事业的宏图因为身体缘故而搁浅，无法享受自己辛苦创造的成果，甚至需要他人照顾。所以不要认为糖尿病沉默，没有症状，是它在休息，实际上糖尿病在蓄积待发，无声息地损坏人的身体。一旦它发威就不得了。

**什么人容易得糖尿病？**

庄　丽：为什么非体力劳动的人，或者喜欢久坐不动的人容易患糖尿病呢？

许樟荣：因为调查结果发现，体力劳动多的人肌肉比较发达，我们知道糖尿病是由于胰岛素绝对或相对缺乏所致的以糖代谢为主的代谢紊乱为特征的疾病。就是说，除了糖代谢异常，还包括蛋白质和脂代谢异常。那么胰岛素作用主要发挥在什么地方呢？一个是肌肉，一个是肝，非体力劳动者肢体肌肉含量减少，脂肪含量增多，而且不活动的人，尤其是肥胖的人，脂肪肝比较常见。这些人胰岛素的作用就发挥不好，肌肉组织和肝对胰岛素不敏感。容易发生高血糖。当进行一定量的运动后，肌肉细胞对胰岛素敏感了，血糖就下降了。有的人是轻度糖尿病，不需要吃药，靠运动和饮食疗法就能控制好血糖。随着年龄增长，人的脂肪含量增加，肌肉的含量下降，肌肉细胞对胰岛素不敏感，患糖尿病机会就明显增加。一个人从20岁到60岁体重虽然没变化，但随年龄的增长脂肪和肌肉的比例却变化了。另外的一个原因，年龄大了活动量必然比年轻人少。所以，我国几次糖尿病流行病学调查结果证明，离退休的老年人发病率是最高的，还有干部群体和知识分子人群，基本上坐着工作的人群，糖尿病患病率是高的。

庄　丽：从健康状态到糖尿病是一个逐渐演变的过程，可能长也可能短。有没有一些蛛丝马迹让我们早些发现糖尿病呢？

**许樟荣：**有啊！女性如果经常出现外阴瘙痒，原因可能是由于尿糖太多了，刺激了外阴部，引起外阴瘙痒。高血糖的女性也容易反复地发生尿路感染。国外学者做过研究，有的人得了糖尿病以后，他反而想吃甜东西了。这是因为糖尿病可以造成人的味觉改变，感受甜度的门槛高了。本来的食物甜度，正常人就感到甜了，可是糖尿病患者非要到高浓度才觉得甜。患者因为口渴喜欢喝甜饮料，尤其是碳酸饮料，这样可以暂时改善口渴的症状。有些人觉得眼睛花，甚至配眼镜都配不好。这是因为得了糖尿病以后，血糖高了，眼睛晶状体内液体中糖分增高，使得晶状体变形，看东西就眼花了，等到血糖控制好以后，晶状体形状很快恢复，视力会慢慢恢复。所以糖尿病的患者如果血糖没有控制好，不要去配老花眼镜，应当等血糖稳定控制了再去配，才能合适。更多的患者在发现糖尿病之前感觉乏力、困倦，工作能力下降，对许多原来有兴趣的事失去了兴趣。很多人可以找到一些理由，例如年龄大了、压力大了等，没有想到可能得了糖尿病。许多人认为我没有糖尿病家族史，没有大吃大喝的习惯，不应该得糖尿病。实际糖尿病不一定有糖尿病家族史，也不一定有不良生活习惯。造成糖尿病原因既有内因，也有外因，即使同一家庭里长大的兄弟姐妹也不见得都有糖尿病。但是，兄弟姐妹中多人有糖尿病的现象是很常见的。糖尿病的病因很复杂，有些不是很清楚。

**何谓糖尿病的三级预防？**

**庄　丽：**据说，糖尿病提倡三级预防，请许教授给大家讲讲。

**许樟荣：**所谓一级预防是指在糖尿病的高危人群预防发生糖尿病。什么是高危人群呢，有糖尿病发病危险因素的人群就是高危人群，如高血压、血脂异常、年龄40岁以上、有糖尿病家族史、有妊娠糖尿病和分娩过巨大胎儿的女性等。我们提倡，有这些危险因素的人要主动去检查。对于高危人群，患糖尿病的危险性要高得多，要加强预防。通过饮食的节制，坚持锻炼身体预防，当然也可以用点儿药。就是说预防糖尿病是从高危人群开始，这是一级预防，也就是中医学的观点治疗未病。一级预防特别重视糖尿病前期者，为什么要重视糖尿病前期呢？因为2型糖尿病在发展成糖尿病之前有一个过渡级段叫灰色阶段，即糖耐量受损，也称为糖尿病前期。在这个阶段很好的加强预防，改变生活方式，就可以不发生糖尿病。这就是糖尿病的一级预防。

二级预防就是已经得了糖尿病，预防目的是不发生并发症，因为糖尿病患者的不幸主要是并发症造成的，并发症也是患者医疗花费最多的原因。防止并发症要做到糖尿病早发现，早治疗。一些蛛丝马迹提醒你很可能是糖尿病患者。比方说，有的患者年轻轻的老花眼了，视力疲劳，很有可能就是糖尿病造成的。还有40多岁的人牙齿松动、脱落，容易发炎，牙齿出血，这些也很可能是糖尿病造成的，因为糖尿病可以合并牙龈炎、龋齿。有的人头晕，血压升高，也有可能是糖尿病合并高血压。部分人近期体重增加特别快，或者说消瘦特别明显，都提示可能有糖尿病。及早发现糖尿病并积极治疗，控制导致并发症的因素，包括控制高血糖和高血压、调整血脂、保持正常体重、戒烟、合适的饮食和运动治疗，这就可能使已经有了糖尿病的患者不发生糖尿病并发症，这就是二级预防的概念。二级预防是防止糖尿病的并发症。

三级预防就是对于已经出现并发症的糖尿病患者要防止具残疾，延长患者寿命。发生并发症不等于一定走向残疾，从并发症开始到出现严重问题，时间长短不一，有的快一点，有的慢一点，还有的人可能一辈子都不出现严重并发症，有人发生了蛋白尿，诊断为糖尿病肾病，可能20年、30年过去了，肾功能保持很好，没有到尿毒症，不需要透析，不需要去换肾。也有的人得了糖尿病很快就出现了蛋白尿，也许五六年以后，就会肾衰竭了，甚至出现尿毒症，要透析了，随时有生命危险。糖尿病并发症发生和发展过程除了遗传因素外，与糖尿病控制的好坏有关系。如果危险因素控制得好，即便有轻微的并发症，也容易治疗，可以不影响患者的正常生活。如果不好好控制并发症的危险因素，并发症可以发展很快。三级预防，就是预防并发症带来的死亡或残疾。尽管糖尿病并发症的发生和发展有些未知因素，但总体上说，加强治疗，做到及早的糖尿病治疗的全面达标，即血糖、血压、血脂、体重都控制到理想范围，糖尿病的并发症可以避免或延缓发生。

# 第五讲　高血糖有什么危害

**庄　丽：**糖尿病的核心问题是高血糖，那到底是什么因素造成了患者持续高血糖呢？糖尿病患者的胰腺等器官出了什么问题呢？

**许樟荣：**糖尿病患者引起高血糖的主要原因是胰岛素的缺乏和胰岛素抵抗。1型糖尿病患者胰岛素绝对缺乏，就是说由于免疫等原因，胰岛组织被破坏，胰岛功能衰竭了。2型糖尿病是胰岛功能衰竭和胰岛素抵抗往往同时存在。肥胖的、合并血脂异常、脂肪肝和高血压的2型糖尿病患者往往是胰岛素抵抗发生在前，胰岛细胞功能衰竭发生在后。当2型糖尿病患者被诊断时，胰岛功能已经失去了一半，随着糖尿病病史的延长，胰岛功能衰竭继续加重。没有了胰岛素的作用，葡萄糖被吸收后不能为细胞代谢所利用，就发生高血糖。胰岛素作用不好还促使氨基酸、脂肪酸转变为葡萄糖，即糖异生增加。在人的胰腺内分泌组织中，有一种A细胞，分泌胰高血糖素。胰高血糖素是促进肝糖原释放，升高血糖的。低血糖时胰高血糖素分泌就增加。正常情况下，高血糖时胰高血糖素就不分泌。糖尿病时胰高血糖素失去控制，在高血糖状态下还释放，血糖便持续增高了。疾病开始时是餐后血糖增高，而后空腹血糖也增高。糖尿病患者接受胰腺超声检查时，一般不能发现胰腺的明显的形态变化。但在某些国家和某些地区，患者出现了胰腺纤维化。这些患者消瘦，有营养不良，是糖尿病的特殊类型。

　　糖尿病一个基本的特点就是慢性的长期持续的高血糖及其他的代谢紊乱，包括脂代谢、蛋白质代谢等，并且由这些异常病理变化带来并发症。那么糖尿病患者为什么会高血糖呢？我们知道血糖主要是来源于食物。我们吃的米饭、面条还是其他的什么淀粉类东西都是属于糖类，当然肉类也含有糖类，还有一类食物含有蛋白质，比方说我们吃的鸡蛋、鱼、奶类制品、黄豆、豆腐等。脂肪包括食用油，炒菜的花生油、豆油、菜籽油等，还有零食中的干果含有大量油脂，如花生、瓜子等。肉类中脂肪是动物性脂肪。这三大类食物是能够提供身体代谢需要的能量，简单称为热量。蛋白质还有修复机体的作用。糖类提供了主要的能量，约50%。很多人奇怪，我们每天一日三餐，但是我们的血糖为什么那么恒定呢，一个健康人不会因为少吃一餐而晕倒，甚至可以坚持1～2天。这是因为人体有糖的仓库，如肝、肌肉和肾。当人饥饿了，没有进食的时候，肝等器官会提供需要的糖。正常人血糖不会太高，也不会太低，而维持血糖稳定的主要是激素。我们吃食物之后，血糖就上升了，一部分葡萄糖就进入了肝，储存进去了变成肝糖原，还有相当多的糖原就储存在肌肉，变成肌糖原。我们晚餐后就不吃饭了，直到第二天早晨。可是晚上要锻炼，要看电视剧，或者还要工作，睡着了有时还会做梦，胃肠道必须工作就是消化食物。这些都需要能量，就会从肝和肌肉里面分解糖原变成葡萄糖。在特殊时期，如地震、矿难等灾害的时候可以3天、4天不吃饭，甚至1周不吃饭，人还活着，但是人变瘦了。因为当糖库的糖用完了，机体可以利用脂肪，脂肪分解为脂肪酸和甘油，甘油转变为糖。脂肪少了，人就消瘦了。但是血糖仍然是稳定的，没有因为低血糖而昏迷。我们知道，正常空腹血糖在

3.9 ～ 6.1mmol/L，吃了饭以后2小时血糖在7.8mmol/L以下，维持血糖平衡主要靠胰岛素和其他的一系列的激素。胰岛素是唯一能够降血糖的激素，而肾上腺激素等是升高血糖的。当我们吃了饭以后，大量的糖到了血液里面，这时胰岛素分泌，使这个糖到肝和肌肉里面，变成糖原存起来。没有胰岛素，血糖就不能转变为肝和肌肉里的糖原，造成持续的高血糖。糖尿病患者胰岛素的问题有两方面，一方面是绝对缺乏，患者的胰腺有问题了，不分泌胰岛素，最常见的是胰腺有炎症，胰腺肿瘤手术把胰腺切除了，或者是免疫因素使胰岛组织破坏了，胰岛素缺乏。还有一种是胰岛素相对缺乏，患者有胰岛素分泌，但是作用发挥得不好，肥胖的患者胰腺功能也是相对缺乏的。肝内脂肪沉积，形成脂肪肝，肝和肌肉等组织对胰岛素不敏感，这种现象称为胰岛素抵抗。通俗地比喻就像一个人贫困，一种情况是工资低，人家1个月5000块钱，你1个月才500块钱。还有一种情况是大家的工资都是5000块钱，别人生活在农村，他活的很好，因为那地方物价低，相对要富裕些。另一个人生活在大城市，开销大，光交房租可能交2000块钱，而住在农村，100块钱就可以交房租，他就是相对贫困。我们把住在农村者比喻为瘦人，瘦的人肌肉含量多，少量胰岛素就够用了，对胖的人来说，因为严重的胰岛素抵抗，胰岛素虽然也进入到肌肉里，很多的脂肪沉积使胰岛素的作用发挥不好，造成严重的高血糖。高血糖反映了胰岛素抵抗。还有一种情况，就是升高血糖的激素过多了造成血糖升高。升高血糖激素过多了胰岛素就显得相对不足了。常见的是应激状态使血糖急剧升高，什么叫应激状态呢？比方说过马路，突然有辆车开过来，到你面前突然车刹住了，这时候你马上会感觉到心跳快了，脸色苍白，有的人都出汗了，这就是应激，此时肾上腺素突然地分泌，造成血糖短暂升高。当人们情绪激动，怒气冲天时，也是应激状态，血糖会迅速地升高，而且持续时间长。如果一个患者患高血压或者心肌梗死等急重症时，或者面对一种严重的事件，突然交感神经兴奋，精神高度紧张，都可以升高血糖。这时候，如果没有糖尿病，胰岛素的作用发挥的非常好，血糖短暂升高后立即下降到正常。如果患者的胰岛素作用发挥的不好，也会成高血糖，这个叫应激性高血糖。引起应激的因素去除后，如情绪恢复正常、急性疾病缓解等，血糖能够逐渐下降。糖尿病患者发生严重应激时可以出现严重的高血糖，引起糖尿病酮症、高渗昏迷等。升高血糖的激素很多，包括肾上腺素、去甲肾上腺素、生长激素等。胰岛素是唯一的降血糖的激素。

胰腺本身分泌胰岛素的能力随着年龄增长而下降。还有一种情况是胰腺发生广泛的严重的炎症的时候，如急性胰腺炎后，胰岛素分泌的功能严重下降，这是继发糖尿病。1型糖尿病是免疫异常和病毒感染造成胰岛功能衰竭，多见于年轻人。

**长期慢性高血糖是怎样损伤身体的？**

**庄　丽：**糖尿病的发展过程是缓慢的，有量变到质变的过程。可以把糖尿病的发病过程分成几个阶段吗？

**许樟荣：**糖尿病的发病过程并没有非常明确的初级阶段或者是严重阶段，一般的来说，第一个阶段为糖尿病的前期，这一部分人在今后的若干年以内，发生糖尿病的可能性很大，要远远高于没有危险因素的人。很多糖尿病患者确诊糖尿病之前都有糖尿病的前期，但从糖尿病前期到糖尿病的时间不一定，有的人就半年或一年，也有的人可能过8～10年，这个取决于患者胰岛功能维持的情况、糖尿病的危险因素是否强烈及有没有遇到突然的事件。在突发事件中，因为升糖激素的突发增高，可能加速进展为糖尿病。第二个阶段就是糖尿病时期，就是达到糖尿病诊断标准，这时绝大多数患者没有并发症。也有少部分人发现高血糖的时候，已经有并发症了。这并不意味着并发症发展的快，而是高血糖被发现得太晚。就是之前可能高血糖很长时间他并没有意识到，没有去看病。当患者出现眼底病变，这就意味着这个患者至少有5年病史了。所以，我们在治疗糖尿病时，加强血糖的管理，控制好其他危险因素，包括血压、血脂、体重等，这部分人可以不发生并发症。即使发生糖尿病时血糖很高，患者口服降糖药，或者注射胰岛素，控制饮食以后，血糖能够长时间的维持正常，可以长时间的没有并发症。但是长期血糖增高，加上未控制高血压和高血脂等就可能发生并发症，糖尿病慢性并发症主要是大血管病变，包括心血管、脑血管、下肢血管。还有微血管病变，就是眼底、肾和神经病变。在糖耐量异常阶段，血糖偏高对心血管就有影响。糖尿病病史5年以上就可能有微血管并发症。

并发症的发展阶段也是从轻到重。例如眼底病变，通常诊断标准分类为6期，早期是微血管瘤，然后是硬性渗出、软性渗出、眼底出现新生血管，由于新生血管脆弱容易出血，严重的患者眼底大量出血，出血后形成纤维化，最后有的患者发生视网膜脱落、失明。肾病变分期为5期，开始的时候，是肾小球滤过率的增加，肾小球的肥大，后来发生微量蛋白尿，就是检查尿微量白蛋白异常，治疗不及时和病情进一步发展，会发生大量临床蛋白尿，就是尿常规尿蛋白阳性，这就是所谓临床蛋白尿。然后肾功能进一步受损，血肌酐和尿素氮升高，血压持续升高，血红蛋白下降、贫血，蛋白尿严重者发生严重水肿和低白蛋白血症，最后就发展到尿毒症、肾衰竭。疾病由轻到重的时间没有定论，患者之间有个体差异，其中重要在于高血糖、高血压是否得到有效而稳定的控制，血脂异常、吸烟等危险因素是否得到纠正。除此以外，还有一些其他的因素可以导致并发症的发生发展。例如药物和食物中蛋白质含量及运动量对于中、重度肾并发症的发生和发展的影响。

是不是所有人都要发生并发症呢？不一定。患糖尿病时间越长，发生并发症的机会越多，而且越容易发生多种的并发症，可能有眼底病变，同时有肾病变，也可能有大血管病变。糖尿病慢性并发症是否发生，严重程度如何，除了血糖、血压和血脂因素外，还有他的遗传背景因素。以上这些因素加在一起，决定了患者并发症的发生和发展。我们临床上也确实看到有的患者血糖控制得很好，但是仍然出现并发症的现象，这种患者并发症的遗传背景非常强烈。所以这种人就更要注重代谢紊乱的控制，也有的患者血糖控制不好，很多年也没有并发症，但这种人是极少数。大部分糖尿病患者并发症的发生与血糖控制的好坏、病症的长短是成正比的。各种危险因素控制好了以后，糖尿病并发症就不发生、少发生或者缓发生，或者发生的程度很轻。所以我们仍然强调，一定要尽早地控制好糖尿病。要做到糖尿病的早发现和治疗的及早达标。

我们要求糖尿病的控制要全面，不只是控制血糖，还要使患者保持正常的血压和血脂及维持合理的体重。戒烟也很重要。我们要强调安全达标，就是我们在控制高血糖的同时不要出现低血糖，因为低血糖会引起患者严重不适，可以促发患者发生严重的心血管事件和神经系统损害，如低血糖诱发急性心肌梗死和心力衰竭，也有严重低血糖导致患者长期意识丧失、造成植物人，甚至导致患者死亡。老年糖尿病患者、病程长、并发症严重的糖尿病患者和长期应用胰岛素并经常发生低血糖的患者，他们对于低血糖的敏感性下降和低血糖发作后自我调节能力下降，一旦发生低血糖临床表现，自己难以通过进食而纠正低血糖，往往是患者已经昏迷。低血糖的临床表现可以不典型，造成临床上误诊误治。我们要求患者长期控制高血糖、高血压的目的是防治糖尿病并发症和保证或改善患者的生活质量，但有的患者在发生一次严重的低血糖后致残甚至致死，所以，美国长期致力于低血糖研究的糖尿病专家克拉尔教授多次指出，一次严重低血糖即可使控制糖尿病的长期努力付之东流。

## 第六讲　如何诊断糖尿病

庄　丽：许多人认为自己身体好，不可能得糖尿病，是这样吗？

**许樟荣：**这个观点肯定是不对的，因为现在糖尿病是一种流行病，也叫公共卫生疾病，从全球来看，从政府、社会团体到医务界及社会各界，都很重视糖尿病，为什么呢？第一个原因就是糖尿病这个病现在是我们国家发病率激增的疾病，1979～1980年，我们国家当时做了一个调查，糖尿病的成年人患病率为0.67%，也就是说100个成年人中间，只有不到1个人有糖尿病。当时上海、北京这样的大城市，糖尿病患病率是1%。到了2008年再调查，全国糖尿病患病率就达到了9.7%。这是什么概念呢？糖尿病患病率9.7%，就是每10个人中间，有将近1个糖尿病患者。这次调查还提示，有的患者还没有发展成糖尿病，但血糖也不正常，我们医学名叫糖尿病前期，说的通俗一点，就是说有发展成糖尿病高度危险因素的这部分人，当时调查是14.5%。其中包括空腹血糖增高者（空腹血糖为6.1～6.9mmol/L）和餐后血糖增高（餐后2小时血糖为7.8～11.1mmol/L称为IGT）。把糖尿病前期和糖尿病的患病率相加，为24%～25%。换句话来说，就意味着我们国家10个人中间，有1个糖尿病患者，4个人中间有1个高血糖，包括糖尿病。

**庄　丽：**当我们某一天怀疑自己患了糖尿病，或者有糖尿病的危险因素，想确诊一下自己有没有糖尿病，需要做哪些检查？

**许樟荣：**糖尿病的诊断是比较容易的，主要是看血液里的血糖水平。按照我们国家的标准和世界上通用的标准，糖尿病的诊断主要是，如果有口干、多饮、多尿、体重减轻或者视物模糊等症状，或者近期发现高血压、高血脂等，检查血糖异常增高到一定程度就是糖尿病。所谓血糖高到一定程度就是空腹血糖≥7.0mmol/L和（或）餐后2小时的血糖≥11.1mmol/L。

以上血糖诊断标准符合一条就可以诊断糖尿病，如果两条都符合，糖尿病诊断就更明确了。如果这个患者没有任何不适即没有任何糖尿病的症状和体征，仅仅是化验发现1次血糖异常且达到以上标准，则不要着急下糖尿病诊断。可以过几天后再测血糖，如果复查的血糖值还是达到糖尿病诊断标准，那就可以诊断糖尿病。

**庄　丽：**我们说的这个空腹血糖≥7mmol/L或者是说餐后2小时的血糖≥11.1mmol/L，是说任何一餐饭的餐前血糖和餐后2小时血糖，还是早晨起床后未进食的血糖叫作空腹血糖呢？

**许樟荣：**空腹血糖一般是早晨的血糖，患者检查前日晚餐后不再进食，包括甜饮料和饮酒。因为空腹的血糖比较准，餐后血糖常受进食的种类、数量的影响。要求患者检查前晚餐后8小时以上不进食。空腹血糖不等于餐前血糖。餐后的血糖哪一餐都可以，但一般还是测定早餐2小时血糖更多一点。因为患者一般在上午看病。

除了血糖标准外，现在国际上还有一个标准，就是按照糖化血红蛋白来诊断。糖化血红蛋白反映了2～3个月的血糖平均水平。糖化血红蛋白≥6.5%，也可以诊断，但在我们国家，糖化血红蛋白是作为一个补充诊断的标准，基本上还是按照血糖标准来诊断糖尿病。空腹血糖和餐后血糖的意义是不同的。采用餐后血糖诊断糖尿病更加敏感，而采用空腹血糖诊断则特异性更强。所谓敏感，就是说更容易发现糖尿病，因为很多人原来血糖不太高，吃饭以后，血糖就升高了，所以餐后血糖就像一个人平地走路不累，爬5层楼就累了。检查空腹血糖要求患者晚餐后不能进食达10小时，所以空腹血糖做出来更有特异性，就是准确性把握度更好。所以很多的人，诊断糖尿病只知道检查空腹血糖，不查餐后血糖就会漏诊。也许餐后血糖达到糖尿病诊断标准，空腹血糖还正常，这部分人几乎没有任何不适，所以如果怀疑自己有糖尿病，最好空腹血糖和餐后血糖都去查。

我们对糖尿病的高危人群、可疑糖尿病的人，要做糖耐量试验。糖耐量试验更标准，全世界通用的。方法是先检查空腹血糖，然后将75g的葡萄糖化在250～300ml水里，5分钟内喝完，进食糖水后2小时再抽血1次。空腹血糖如果≥7mmol/L和（或）饮糖水后2小时的血糖≥11.1mmol/L，就可以确诊为糖尿病。糖耐量试验是国际上诊断糖尿病的标准试验。

采用手指血快速测试血糖来诊断糖尿病，是不可以的。虽然用血糖仪测血糖比较灵活方便，不需要抽血，成本也不高，但是准确性差一点。可以采用这种快速测试血糖的方法筛查糖尿病，即先用快速血糖仪测定患者血糖，一旦血糖值超过一定范围，再抽血检查血糖来确诊。

糖耐量试验是诊断糖尿病最为敏感的金标准，那么，哪种情况下做糖耐量试验，或者检查餐后血糖呢？

采取什么方法诊断糖尿病取决于患者的血糖情况，如果这个患者被发现静脉血糖非常高，空腹血糖超过10mmol/L，糖化血红蛋白8%以上，这种情况就很明确，肯定是糖尿病，不用行糖耐量试验，已经明确糖尿病和开始治疗，当然有必要完成其他糖尿病相关检查如眼底、尿白蛋白检查等。如果患者空腹血糖6.5mmol/L，分析可能为糖尿病前期，因为空腹血糖6.0mmol/L及其以下为正常。如果空腹血糖超过6.1mmol/L需要做糖耐量试验，确定是否为糖尿病。现在也有观点认为空腹血糖超过5.6mmol/L为空腹血糖受损。糖耐量试验可以帮助我们了解患者是空腹还是餐后血糖受损。因为不同时间段血糖异常发生糖尿病的机会不一样，预防糖尿病的方法也不同。有时条件缺乏，如没有配好的葡萄糖，可以做馒头餐检查，就是以100g面粉做的馒头代替葡萄糖，让患者进食，检查餐后2小时血糖。另外，按照标准进行葡萄糖耐量试验是75g无水葡萄糖，就是葡萄糖里没有水分子。但是这种葡萄糖价格高，很难买到，一般是在实验研究中应用，患者喝的葡萄糖里含水分子。经过计算，83g普通葡萄糖相当于75g无水葡萄糖。因此，我们一般医院用的是83g葡萄糖。馒头餐很难达到精准，因为一般情况下，不会将面粉称重后再加工成一个馒头，所以只能是估计馒头重量。许多患者进食馒头时还要吃点蔬菜、豆浆、牛奶类，所以不如糖耐量试验准确。

怀疑有糖尿病的人都需要做糖耐量试验吗?有些患者不合适。做糖耐量试验有几种弊端。第一是喝75g葡萄糖糖水,有人喝了不舒服,恶心难受。尤其是糖水配制浓度太高,患者饮用太快,非常容易造成患者呕吐,检查不准确。第二是已经明确高血糖的患者喝75g葡萄糖糖水可能造成更严重的高血糖。从临床角度来讲,已经明确为糖尿病患者和初诊是高血糖明显且糖化血红蛋白已经明显升高的患者没有必要再行糖耐量试验。

糖耐量试验的方法为检查空腹和喝糖水后30分钟、1小时、2小时的血糖,有些医院还检查喝糖水后3小时血糖。同时检测空腹、30分钟、1小时和2小时的胰岛素水平。为什么要做那么多次血糖呢?是因为糖耐量试验看血糖变化曲线和胰岛素分泌曲线,了解胰岛功能变化,以明确糖尿病的分型。糖尿病的诊断标准是看空腹和喝糖水2小时后血糖。对于喝糖水1小时后血糖异常,如超过12mmol/L,而2小时的血糖回到7.8mmol/L以内的受试者则不能诊断为糖尿病,但是这类服糖后1小时血糖明显升高者将来发展糖尿病的可能性要高于糖尿病试验中各点均为正常者。


# 第七讲　糖尿病教育有什么重要性


**庄　丽:**您反复强调糖尿病教育的重要性,刚刚又提及糖尿病教育门诊,这是为什么?

**许樟荣:**有些患者不了解糖尿病治疗的复杂性,看病习惯就是看医生,看医生一定要给开药方。如果这个医生给患者讲了很多,怎么饮食、怎么锻炼、不开药,患者就不满意,说我等了几个小时,花了那么多钱做检查,最后你药都不给我开,我白检查了!感觉真是不值!因此,患者要理解医生苦口婆心地解释,对于有些患者,饮食治疗和运动的方法比开药还重要;

即使必须用药，用药效果也与饮食和运动治疗明确相关。推荐患者看营养科医生不是为了挣挂号费，专业护士教会患者检查血糖和注射胰岛素的方法、告诉患者如何保护足，这些都很重要。而且大多数专科护士的服务是免费的。

糖尿病很特殊，需要更多的精力放在患者的教育和护理上。美国的 Joslin 糖尿病中心，大概有 20 多个临床医生、100 多个护士；另外的一个中心有 6 个糖尿病医生、12 个营养医生、20 多个护士。我曾经留学的悉尼大学的糖尿病中心，只有 2 ~ 3 个医生，但是有 1 个营养师、20 多个护士和 4 个足病师。许多工作需要护士做。例如给糖尿病患者讲课、检查并发症，面对面教会患者测血糖、注射胰岛素等。我们的医院医生和护士配比还没有达到这样的水平。护士大部分时间要做基础护理工作，如抽血、打针、发药等，真正专职的糖尿病教育护士不多。现在很多护士完成了大学本科教育，有些人具有硕士学位，他们进行的患者教育、病情评估等和医生开药一样重要。如果看护士需要挂号，医保不给报销，患者也不接受。所以把疾病诊断、治疗、健康指导都让医生做，医生压力很大，一个上午 4 个多小时，要看四五十个患者。平均每个患者看病时间几分钟，不能给患者任何指导。我们的糖尿病防治队伍正在不断完善，但是比较发达国家还远远不够。希望患者改变观念，接受不同专业人员的指导。现在有些医院的糖尿病教育护士尝试现代方法进行糖尿病教育和管理，例如利用微信方法与患者沟通，提醒患者治疗和检查，把患者自我监测的血糖传给医生，进行及时管理。利用特殊的时机进行糖尿病的宣教，如糖尿病日举办专题讲座和专家咨询，还在电视刊物等媒体宣传糖尿病防治知识。

最近 20 年，我国进行了多次关于糖尿病治疗达标方面的大型调查研究，结果不容乐观。就全国来说，很大一部分或绝大部分糖尿病患者没有控制好糖尿病。在北京、上海等大城市的大医院就诊的糖尿病患者，血糖能够控制得很好的患者占一半，但是各个地区医疗水平不平衡、医保制度也有不同，有些偏远地区达标率要低得多。《糖尿病之友》杂志曾经进行北京市内那些来自农村的、做蔬菜等生意的民工中糖尿病患者的研究，他们住在大城市，就在大医院附近，但是许多患者不去看病，或者没有钱看病，随便买点药支撑着，有的患者血糖非常高，已经出现并发症，但是没有注射胰岛素，因为一是没有能力支付这笔检查治疗的费用，二是没有时间去监测血糖和注射胰岛素。在贫困地区就更是如此。糖尿病早已不是所谓富贵病，在生活条件艰苦、仍然缺吃少穿的地区仍然有许多糖尿病患者。他们已经出现了严重并发症，才凑钱到北京看病，由于为时过晚，或者是经济问题而遗憾地离去。糖尿病是一种特殊的疾病，要有良好的医患关系，就是医生对患者很了解，能够替患者着想，为他们设计合理化治疗，效果一定更好。作为患者来说，也要对医生信任，要遵照医生的医嘱去执行，尤其是用胰岛素治疗的患者，不要随意改变胰岛素剂量甚至停药。患者需要有自我管理能力，抛弃不良的生活习惯。其实，糖尿病达标率在国外也是不高的，即使在美国这样经济高度发达的国家。

糖尿病患者要坚持自律，这是很难的。控制饮食一天两天很容易，长年累月的坚持下去很不容易，坚持运动很不容易。绝大多数患者还是喜欢美食、喜欢安逸的，抑制某些欲望很难。

**糖尿病的自我管理都包括哪些？**

庄　　丽：治疗糖尿病的方法主要包括饮食、运动、药物、血糖监测及糖尿病健康教育在内的"五驾马车"。那么具体来说什么是糖尿病的自我健康管理，糖尿病的自我健康管理主要包括哪些内容，它与糖尿病的治疗是一种怎样的关系呢？每个糖尿病患者都希望让自己快一点好起来，对于糖尿病治疗有没有捷径呢？

许樟荣：糖尿病治疗的捷径既可以说有也可以说没有，就看我们怎么来谈这个问题。如果说没有，就是说疾病对任何人来说都是平等的，世界上的人无论是平民还是高官都面临疾病的痛苦和死亡的问题。对于疾病必须用科学的态度和理性的方法解决，从这个角度讲没有捷径可走。另外一方面又有捷径可走，这就是患糖尿病以后就要学会更多地关爱自己，要学习这方面的知识，认真地听医生的治疗意见，并且付诸实施。糖尿病知识了解的越多，对自己了解的越多，越能够客观地理性地对待疾病，会得到预期的治疗结果。这样会获得更多的自由，会增加生活的满意度。例如，患者掌握了饮食控制的原则和方法，就会科学安排三餐，吃到丰富的饮食，餐桌上不会单调，也没有营养不良和过剩的问题，从心理上就不会拒绝控制饮食。运动的方法掌握后，从运动中获得快乐，增强了体质，形成自觉运动的习惯，而不是把运动视为一种负担。还有一种捷径，就是利用各种办法与医生交流，如就诊时与医生讨论，利用微博、微信等办法与医生沟通，利用糖尿病教育课堂学习糖尿病知识，向医生咨询，参加糖尿病日活动，在糖尿病社区内结交患者朋友，互相学习糖尿病患者的生活窍门，扩充糖尿病知识，少走弯路。或者阅读一些糖尿病科普书籍，了解糖尿病防治的新进展。

作为一个糖尿病患者，自我管理非常重要，这是治疗疾病中的基础环节。所谓自我管理就是管住自己。管住什么呢？就是对糖尿病不利的生活习惯。首先就是通过自己不断地学习，掌握疾病的基本知识，指导自己改变包括饮食、运动、药物使用和血糖的监测等不正确的地方。不断地学习是为了了解疾病，定期检查是为了不断地了解自己。根据检查的结果了解自己哪方面还存在问题，需要改进。

糖尿病是一个比较特殊的慢性疾病，大多数人是要一辈子与之为伍的。糖尿病的发生与不良生活习惯有密切关系，因此，糖尿病治疗中更突显改变饮食、建立运动习惯的重要。这是基本的管理，要贯穿于整个疾病的始终。自我管理包括了合理饮食、运动，科学合理的坚持药物治疗、坚持血糖监测，进行糖尿病健康教育等。之所以比喻成"五驾马车"，是因为这5

种办法缺一不可。糖尿病的治疗不仅仅是药物的治疗，合理的饮食控制和运动保证了药物治疗的疗效，而合理的血糖等检测是选择药物的基础。作为患者，对自己的健康状况应该有所了解。就是有没有糖尿病的并发症，血糖、血脂、血压水平及体重情况怎样。还要知道，血压、血糖和血脂应该控制到什么目标等。这不能局限于自我感觉。有些患者总觉得自己最了解自己，没有感觉就是一切都好，不需要检查。人贵有自知之明，这种自知之明来自于定期的检查和自我血糖监测。这是管理的第一个方面。第二个方面就是所谓全面的管理。我们知道很多的糖尿病患者饮食无序，不规律，今天吃多了一碗饭血糖增高了，明天去看医生，增加了药物剂量。患者同时减少了饮食，血糖又低了。我们都知道，药物的剂量一般是恒定的，饮食和运动也要相对恒定，才能避免血糖的起伏不定。机体是一个稳定的环境，长年的习惯使人形成了符合生理需求的生物钟。如日出而作、日落而息。胃肠道规律的运动，分泌胃液等消化液。在餐时不进食就感觉胃部不适，午夜不寐，次日感觉昏昏乏力、困倦。合理的饮食是为了维护这种自然形成的规律。血糖的不稳定破坏了机体各个系统，例如神经系统、心血管系统等。所以饮食、运动要规律，定时和定量。第三个方面，药物治疗要遵循医嘱。如果血糖控制不理想或者有其他问题，要及时地跟医生沟通而不要自己想当然改变治疗。经常是患者的血糖控制好了，立刻把药物停了，血糖又增高了，原因是他觉得一辈子用药可不行。这样反反复复的高血糖会对胰岛功能带来严重的损害，最后胰岛功能越来越差，药物治疗很困难了。还有一点就是应该知道自己吃什么药。有的患者到医院去看病，医生问他你吃什么药？我吃两种药，两种白药片或者是蓝药片。医生是没有办法判断你吃的药物名称的，没办法来给你调整。应该告诉医生我现在用的是什么药，多少剂量。不具备这方面的知识没关系，但是在看病之前要把你的药盒准备好，到医院给医生看，或者是用手机给药盒拍照，这也是一种方式。还有一个要把自己得病以来有关的检查、有关的关键的数据保存好，进行前后对比。更换医院就诊时给医生作为参考。

在日常生活中有许多的问题，需要经常请教医生，也有些问题需要我们自己琢磨观察。例如我可以不可以吃稀饭，或者什么食物。你可以通过血糖的检测寻找答案。有条件的可以做一个日记，今天早上几点几分出去活动多长时间，今天吃了什么么，血糖监测的结果；明天，运动方式变了，饮食变了，我再测血糖。你就知道了自己适合吃什么，适合多长时间运动，你就对自己了解了。通过自己比较分析，增加了这些方面的认识，慢慢就过渡到由必然走向自由，由依赖医生走向依靠自己解决问题。医生可以帮助你，但医生不能代替你。还有老年患者合并多种病，吃药种类多，到医院看内分泌科、心脏科、眼科等。在看其他科的时候要告诉医生我现在口服降糖药的哪种药，医生要考虑有没有与影响降糖药物的因素。要是年纪大了会忘事，怎么办呢？没关系，带张纸去，看病之前做好准备工作。我今天去找医生，我想让医生了解什么，我把血糖监测结果、用药的情况都写在纸上，医生一看，一目了然，又快又好。现在许多医院有计算机管理，在计算机上医生可以看见患者在每个科室就诊情况，包括检查结果和应用的药物。这样就避免了重复检查和不合理用药，但是有时候医生繁忙，可以提醒他目前糖尿病的信息。这些细节的问题准备好了可以提高看病的质量。

**糖尿病患者需要什么样的心态？**

糖尿病患者需要克服两种不良心态。一种是无所谓、不重视，另外就是焦虑和紧张。有的人得了糖尿病，性格很脆弱，就感觉天要塌下来了，为什么别人不得病，我就得了病，感觉老天不公，感觉生活不幸而忿忿不平。我曾看过一份报道，北京医院的曾教授，是一个心血管专家，临床经验丰富，他接收了一个病例，一位72岁的省部级干部，反复胸前区疼痛，住院以后检查心电图上明显的缺血，患者也有心肌梗死的病史。曾教授检查发现这个患者合并严重贫血，血红蛋白42g/L，我们正常的人都是在12g/L以上。再详细询问；才知其凡是吃菜全部要水里过一下，基本上不吃肉，饭吃的很少，结果造成了严重的贫血。曾教授就建议患者吃点猪肝，那老干部吃了猪肝就觉得胃口非常好。曾教授告诉他，适量吃猪肝和肉食不会加重高血脂和冠心病，2个月以后老人家的贫血明显好转，可以慢走上楼，心绞痛也没有了。这个病例说明，我们饮食治疗不能过度，否则适得其反。临床上糖尿病患者忌讳吃药，认为吃药肯定有毒性，可以一天四五个小时在运动，非常疲惫，血糖控制不好。有的患者这也不敢吃，那也不敢吃，瘦得皮包骨头，甚至吃饭要数米粒。营养不良会带来很多严重问题，导致生活质量很差。我们一定要尊重科学，尊重医学，不能偏激，也不能听"别人"的。糖尿病的自我管理实际是和医生的互动过程，是了解自己和了解疾病的过程，也是改变自己不良习惯的过程。

# 第二章

# 糖尿病检测

## 第八讲　如何看懂化验单

**庄　丽**：许多患者看病时做了许多化验，结果却不会看。有没有读懂化验单的秘诀呢？

**许樟荣**：这个比较简单，化验单上常标有检测值，同时显示单位，如mmol/L，即毫摩尔每升，mg为毫克，μmol/L为微摩尔每升，g表示克等，后面是正常参考值范围。如果检测值超过正常值，标记为向上箭头，低于参考值为向下的箭头。指标异常的意义需要请教医生。有时患者在多家医院做检查，常会把化验指标进行比较。这里需要注意的是各家医院的检查仪器、试剂不同，正常值参考范围也不一样。尤其是采用的表达单位可不一样。因此，化验指标的比较不单纯是数字之间的比较。如血糖的单位一般为毫克/分升（mg/dl）或者毫摩尔/升（mmol/L）。1mmol/L=18mg/dl。就是说，当血糖是1mmol/L时，与18mg/dl相同。血脂、肾功能指标的单位也有不同。

作为一个糖尿病患者首先关注的是血糖指标，主要是空腹血糖和餐后血糖，还有就是糖化血红蛋白。许多患者只知道检查空腹血糖，忽视餐后血糖的检查，这对餐后血糖异常的控制不利。至于血糖指标是否达标，要根据患者的年龄以及是否合并慢性并发症、心脑血管疾病和其他慢性疾病决定。如果以糖化血红蛋白作为血糖控制目标，对于年轻、没有并发症和不易发生低血糖的患者，糖化血红蛋白在6.5%以下为宜，空腹血糖在6.1mmol/L和 餐后血糖8mmol/L以下最好，餐后血糖在8 ～ 10mmol/L也属于控制较为满意的范围。一般糖尿病患者糖化血红蛋白控制在7%以下就可以了，如果是老年合并糖尿病慢性并发症、心脑血管疾病的患者以及容易发生低血糖的患者，糖化血红蛋白在7.5%以下就可以了。80岁以上的患者可能合并多种疾病，糖化血红蛋白的标准可以更高一些，他们的空腹血糖6 ～ 8mmol/L，餐后2小时血糖10 ～ 12mmol/L就很好了，因为老年患者发生低血糖的风险十分可怕。而对于一个七八十岁的老年患者，如果已经有了10年、20年糖尿病病史而没有严重糖尿病并发症，在这个血糖水平上再发生严重糖尿病慢性并发症的可能性很小。

在观察糖尿病控制情况时，还有一个指标很重要，这就是糖化血清蛋白。与糖化血红蛋白的区别是，这是血糖和血清中白蛋白的非酶促糖基化反应。糖化血红蛋白是血糖和红细胞中的血红蛋白结合的产物。糖化血红蛋白与血红蛋白的代谢周期有关，一般为80 ～ 120天的平均血糖水平，糖化血清蛋白反映了糖尿病患者20天左右的平均血糖水平。

血脂的指标也很重要，根据我国2型糖尿病防治指南控制的标准，胆固醇要低于4.5mmol/L；高密度脂蛋白（HDL-C）为男性>1mmol/L，女性>1.3mmol/L；三酰甘油（TG）＜1.7mmol/L，低密度脂蛋白（LDL-C）：未合并冠心病者＜2.4mmol/L，合并冠心病者＜1.8mmol/L。尿微量白蛋白/肌酐：＜30mg/g。肝功能、肾功能也是经常检查的指标，各家医院有自己的正常参考值，大家注意对照就可以了。血胰岛素水平和胰岛细胞、胰岛素相关抗体的检查对于区别糖尿病的类型很有意义。检查胰岛素分泌功能时，一般做胰岛素释放试验，如果是注射胰岛素的患者，要检查血清C肽。

血清C肽在人体是和胰岛素结合在一起，同时存在血液中，测定C肽时不受注射胰岛素的影响。

**糖尿病患者还需要做什么检查监测糖尿病病情呢？**

**庄　丽：**除了血糖、血压、血脂和体重指标外，糖尿病患者还需要关注什么检查呢？

**许樟荣：**那就是糖尿病并发症的检查。即使是新发现的糖尿病，也应该做糖尿病并发症的筛查，因为很多人得了糖尿病以后，已经有并发症但自己不知道。做一个心电图是有必要的，医生还要检查足和下肢血管的搏动，这个不用花钱，也很简单。稍微复杂些就是踝-肱血压测定，医学上称为ABI。不能缺少的是眼底检查和视力检查。凡是发现得了糖尿病的患者都应该检查眼底。一定要查尿的白蛋白，可以检查尿微量白蛋白和尿常规。看看有没有肾的问题，肾的问题最早的指标就是尿蛋白阳性，尿白蛋白定量检查是识别糖尿病肾病的早期指标。神经系统并发症的检查也不复杂，主要涉及下肢神经反射、感觉测定，包括下肢皮肤对于冷、热、疼痛的感觉测定和尼龙丝感觉测定。以上检查可以作为动态观察，1年做1次就够了。如果问题很明显，比方说明显的心电图的异常、眼底大量出血，这就需要根据情况来决定随访的情况，也可能3～6个月后复查。并发症的检查花费不多，但是对于及时发现并发症，了解糖尿病及其并发症治疗结果很重要。以眼底病变为例，许多人突然出现视力下降，甚至失明，觉得是一夜之间发生的，实际上眼底病变经历了数年甚至10年、20年、30年的时间。糖尿病患者只要每年检测1次眼底病变，做到及时发现和及时治疗眼底病变，就可以预防失明。这点非常重要。

# 第九讲　血糖不稳定会导致什么结果

**庄　丽：**有些患者血糖居高不下，他没有觉得有什么不舒服，习惯了。还有些人血糖忽高忽低，很难掌控，怎么调整治疗也不行。高血糖和血糖不稳定哪种情况对身体损害大呢？

**许樟荣：**高血糖无疑是引起糖尿病慢性并发症和急性并发症的重要原因。有些患者长期的高血糖可能没有感觉不适，但是不能说高血糖没有伤害。高血糖损伤着许多组织，包括大血管、微血管、神经组织、皮肤甚至骨关节韧带。高血糖还使患者容易发生牙齿脱落、胃肠功能紊乱和性功能障碍。血糖的剧烈波动也对患者有很大的伤害。现在研究认为，血糖波动直接损害血管内皮组织，造成氧化应激，促使一些有害物质的产生和集聚，造成大血管病变。低血糖除了可以引发老年患者心绞痛、心肌梗死等严重后果外，还造成视力下降，影响肾供血和神经病变加重。严重的血糖波动可以使有些患者合并痛性神经病变，发生下肢和足部皮肤严重的疼痛。

血糖低于3.9mmol/L，被定义为低血糖。低血糖为什么会发生那么严重的问题呢？低血糖可以造成两方面的异常，最初是交感神经系统症状，会出现心慌、出汗，有的人还会出现头晕，有强烈的饥饿感。低血糖的第一个问题是造成重要器官的不可逆损伤，因为血糖是人的细胞、组织器官的主要能量来源，人的脑细胞主要靠血糖供应能量，低血糖产生能量缺乏，脑细胞没有能量就像汽车没有油供应一样，饥饿的脑细胞就会失去功能。严重饥饿，例如血糖低于2mmol/L的时间哪怕十几分钟就足以让脑细胞丧失功能。患者会昏迷，抢救过来后记忆力、理解力等严重丧失，更加严重的低血糖直接导致患者死亡。如果这个脑细胞持续得不到有效的能量供应，脑组织就坏死了，就变成植物人了，脑的功能、四肢运动能力都会丧失。低血糖的风险性对于糖尿病病程长的人、年纪大的人危害尤其大。因为这些患者对于低血糖的警报系统不灵了。这个报警系统就是交感神经兴奋，饥饿感就是告诉患者马上进食！就是说正常的人血糖稍微低一点就会感觉饿，就会去吃饭，可是糖尿病患者的神经病变会损伤交感神经，不能提醒患者进食。所以当发生低血糖后没有饥饿感，没有感到心慌、难受，直接就昏迷，这非常可怕。第二个问题是诱发心脏问题。严重的低血糖可以引起血压的迅速上升，心脏的冠状动脉痉挛收缩，心脏缺血，既可以诱发心肌梗死、严重心律失常和心力衰竭。当然，低血糖激发交感神经兴奋，也可以激发糖尿病患者发生严重的心律紊乱，甚至猝死。一个年轻的糖尿病患者发生轻微低血糖，神经系统会告知胰腺和神经组织，分泌出一些升高血糖的激素，包括肾上腺素、去甲肾上腺素、生长激素和胰高血糖素等，这些激素会动员组织中的糖释放，血糖就会正常。如交感神经兴奋时，身体反应告诉患者需要马上进食，同时肝会分解肝糖原为葡萄糖，进入血液，血糖就正常了。那么糖尿病病程长的患者这种交感神经也会受损害，激素不能及时分泌，当出现低血糖时，如果不给补充糖就不能纠正。交感神经的损伤又不能及时告知患者补充糖，才造成严重后果。所以在糖尿病治疗的过程中要防止低血糖，重点是老年人、病史长的患者，合并神经病变和肾病的患者，合并肝硬化的患者。肾在低血糖时也能够提供一些葡萄糖，严重肾病可以造成胰岛素分解缓慢，延长胰岛素作用时间，同时肾糖原下降。肝和肌肉是人的"糖原库"，肝尤其是最先被动员糖原释放的"一线仓库"，肝一旦出现问题，患者补救低血糖的能力必然下降。而且肝硬化的患者常合并食欲缺乏、消化不良等，影响食物的吸收。临床上，即使没有糖尿病的严重肝病患者也会发生低血糖。何况正在应用胰岛素治疗的糖尿病合并肝病患者。这很好理解。

**庄　丽：** 为什么有些糖尿病患者高血糖和低血糖会交替出现呢？

**许樟荣：** 长期血糖高的患者，必然是要接受更强的降糖药物治疗，如促进胰岛素分泌的药物磺脲类药物或者格列奈类药物，还可能同时服用多种其他药物。有些患者则注射胰岛素。多种药物联合降糖效果提高很多，同时低血糖的风险也增加很多。胰岛素是确切有效的降糖药物，其降糖作用与胰岛素剂量及患者个人对胰岛素的敏感性有关。把胰岛素的剂量用到恰到好处是很难的。胰岛素剂量需要经常调整，调整的基础是及时的多点血糖监测。监测血糖越及时和全面，高血糖的良好控制越容易实现，低血糖的风险也就越少。

血糖平衡是一个三角形，这个三角形由饮食、药物和运动3种元素组成。如果降糖的药物用多了，或者进食少了，或者运动量大了，会出现低血糖；反之，药物用少了或进食多了或运动量少了，就会高血糖。饮食、运动要与药物治疗结合，才能使血糖保持平衡。合理饮食是保证人的健康的第一要素。儿童和少年的饮食不合理，影响他们的成长和发育，孕妇的饮食不合理可以影响母亲和腹中的胎儿的健康。中老年人饮食不合理可以造成肥胖或者消瘦，影响寿命。有人认为只要用好药物，血糖控制就没有问题，饮食就可以放松了。还有人对控制饮食的认识有偏差，不吃主食，造成血糖偏低，或者血糖异常增高。注射胰岛素的时间对于血糖的控制很重要，糖尿病患者患者在饭前20～30分钟时注射人胰岛素，就是因为胰岛素注射后吸收并发挥作用需要20～30分钟，吃饭后血糖逐渐升高，此时胰岛素作用也相应加强，血糖就会下降。如果注射胰岛素后立即进食，血糖增高了，胰岛素分泌刚刚开始，自然会出现高血糖，而注射胰岛素后没有进食或者进食晚了，就会低血糖。目前速效的胰岛素类似物已上市多年，解决了这个问题。胰岛素类似物是将胰岛素结构进行了微小调整，使其性质发生变化，注射后迅速吸收，这种吸收速率和进食后血糖的增高同步，血糖的控制就较为理想。这样患者也方便多了，不用在注射胰岛素后等很长时间才进食。根据研究，注射人胰岛素的患者，很少能够完全按照胰岛素注射的时间要求进食的。

持续性严重的高血糖一般指血糖持续高水平（如空腹血糖超过13mmol/L、餐后血糖超过20mmol/L），糖化血红蛋白超过10%。严重的高血糖可以引起急性并发症甚至导致死亡，如血糖超过30mmol/L，引起酮症酸中毒或者高渗昏迷。更常见的是血糖在10～20mmol/L，慢性高血糖会日积月累地产生毒性。这种毒性除了微血管病变如眼底病变和肾病以外，还有对大血管的损害及对胰岛细胞的毒害。长期的高血糖本身就使胰岛细胞功能抑制甚至衰竭。如果能够早期降低血糖，缓解胰岛细胞的压力，可以使某些胰岛细胞"起死回生"。因此，糖尿病的治疗越早越好，达标越早，持续时间越长越好。

血糖忽高忽低比持续性高血糖危害性更大。血糖剧烈波动时，人体始终处于一个不平衡状态。如天气变化，一天天慢慢热起来，或者一天天逐渐冷起来，大家都有个适应的过程，可是天气突然冷或者突然热，就有很多人病倒，是因为身体不能适应，严重的不适应可以增加患者病死率。人体应该在一个相对稳定的环境中生活，血糖特别高的时候需要很多胰岛素，血糖突然降低了，不需要这么多胰岛素了，但是胰岛素不可能迅速消失，血糖继续降低。低血糖的时候分泌升高血糖的应激激素，突发增高的应激激素又造成严重的高血糖，高血糖又刺激胰岛细胞分泌出更多的胰岛素，又可能发生低血糖。如此不断恶化胰岛素分泌细胞的功能。血糖波动大的时候产生人体的严重的氧化应激状态，氧化应激状态损伤人体防御能力，是造成心血管疾病的基础。很多细胞内的代谢过程因此而得到非常严重的损坏。血糖波动与治疗不当、生活习惯不好有直接的关系。

为什么血糖会剧烈波动？血糖没有波动是不可能的，这个世界永远处于动态平衡之中。我们指的这个波动大是远远超过人体能够适应范围。正常人的血糖基本上在4～10mmol/L波动。血糖高低之间的差别超过这个范围就不舒服了。血糖波动大的多见于胰岛素治疗的患者，胰岛素剂量不合适，用多了低血糖，用少了高血糖。患者饮食和运动没有协调好，吃饭随意，今天多吃一点，明天少吃，胰岛素剂量波动在偏多和不足之间，血糖无法稳定。有时患者没有改变不良生活习惯而盲目增加胰岛素剂量，因为畏惧低血糖吃得过多，造成严重高血糖。次日又少吃了，就低血糖了。血糖波动大还可以是生活不规律造成的，有的人晚上睡不好，第二天很烦躁和疲劳，人在烦躁的时候，升高血糖的应激激素就增加。心情烦躁还会引起血压高，高血压增加了不适症状。还有些患者是多年糖尿病，胰岛衰竭十分严重，全部依赖注射胰岛素来控制血糖，血糖波动比较常见。当患者存在慢性疾病，如肝病、肾病、结核病等，血糖波动也很常见。有的患者合并严重的胃肠道并发症，出现严重腹泻或便秘，或腹泻便秘交替发生，这也造成血糖的大起大落。有些患者因为患免疫系统疾病，长期口服肾上腺皮质激素，血糖会持续增高。比较少见的是血液里产生了胰岛素抗体，当这种抗体与胰岛素结合，胰岛素不能发挥作用，出现高血糖，但是胰岛素与抗体分离了，胰岛素又发挥作用，出现了低血糖。

# 第十讲　血糖监测怎样才能有效又节省

**庄　丽**：血糖监测是糖尿病患者自我健康管理中重要的一环，是患者饮食、运动、药物治疗调整的准线，今天我们就来说说有关血糖监测的那些事儿。

**许樟荣**：血糖监测是糖尿病患者病情监测中的重要一环。我们说广义的血糖监测就是快速测定血糖、静脉测定血糖、动态血糖监测。现在血糖监测已经非常方便了，30多年前我刚当医生的时候，我们只能从静脉抽血检查血糖，很不方便，1个月或者2个月才做1次，不能称为血糖监测。很多糖尿病患者烧尿糖，从而间接观察血糖。因为大部分血糖增高明显的患者尿糖多为阳性。患者自己买班氏液和酒精灯，把尿放在试管内，按照比例加上班氏液。点着酒精灯，尿液就沸腾，尿的颜色会发生变化，尿色变化取决于尿中含糖浓度多少。班氏液为蓝色，如果尿液还是蓝色，尿糖为阴性。尿里糖的成分多，颜色就由黄变绿，偏红。这种检测有许多弊端，因为血糖增高尿糖不一定增多。而且尿糖也就是 + ~ ++++，不能数字化。而且很不方便，不可能像现在这样随时检查。人们一般3~4小时排尿1次，所以尿是混合的，尿糖不能反映当时的血糖。而且低血糖不能表现出来。还有些药物可以导致尿糖假阳性。科学的进步使真正血糖监测成为可能，血糖仪走入糖尿病患者家庭。取一滴血，然后放到那个试条上，把那个试条插到一个机器里面，经过几十秒甚至几秒时间，马上就能显示出血糖值。这种方法测定末梢血的血糖，快捷而且基本准确。快速血糖监测的数值与静脉血糖有差距。因为静脉血糖检查的是血清或血浆内的葡萄糖，而末梢血糖检查的是全血的血糖。诊断糖尿病只能依据静脉血糖，快速血糖只用于监测，不能用于诊断。如果这个患者被怀疑有糖尿病，先做快速血糖初步筛查，如果血糖正常，那就不要测了。如果有问题的，那还要进一步做静脉血的检查来证实。血糖监测非常重要，没有血糖监测就没有糖尿病的强化治疗。强化治疗通常是多次地注射胰岛素使血糖能够达标，通常是一天注射3～4次胰岛素或者用胰岛素泵进行强化治疗。强化治疗的成功是要有良好的血糖监测。如果没有血糖监测，胰岛素的剂量就无法调整到位和调整得安全，患者一旦发生低血糖就很危险，尤其是严重的夜间低血糖。血糖监测到位，药物的剂量和用法也容易到位，患者也安全。最近十几年，动态血糖监测已较为普遍了。患者带上一个小机器，机器上连着一根软管，末端有针头埋在皮下。在机器内有一个探头，针头内患者的组织液里的葡萄糖和探头内的试剂发生反应，转化为血糖数值。这种动态血糖一般连续进行3天，监测结果可以通过电脑绘制成曲线，还有的仪器可以看到实时监测的血糖数值。

**庄　丽：**糖尿病患者治疗过程中免不了调整药物剂量，或者从口服药物改变为胰岛素，发生急性疾病、病情有波动等。那么如何监测血糖呢？

**许樟荣：**要结合患者的治疗方式、病情严重程度、并发症情况来决定血糖监测的时间和次数。一般而言，2型糖尿病患者血糖比较稳定，这种患者口服降糖药，血糖监测就比较简单，1周测1～2次血糖就可以了。饮食和运动治疗的患者甚至1个月测 1 ~ 2 次都可以。原则上，我们希望患者测空腹和餐后血糖。测餐后血糖可以在早餐后、午餐后和晚餐后。有些患者经济条件比较好，希望血糖控制好些。每周监测 2 天的血糖就好。可以分别测定空腹、早餐前、午餐前和晚餐前的血糖。这样花费多少呢？一条试纸 4 ~ 5 元，每天 12 ~ 16 元。现在有很多患者口服降糖药血糖控制不好，晚上注射超长效的胰岛素，或者是中效的胰岛素，像这样的患者主要检查空腹血糖，根据空腹血糖值调整胰岛素的剂量。在这个基础上，检查餐后血糖来决定白天口服药物是否需要调整。如果餐后血糖控制不满意，要增加药物剂量或者药物的种类。如果口服 2 种药物，而且已经是足量，血糖控制差，应该停用口服降糖药物，改用胰岛素治疗；或者在口服降糖药基础上，加用基础胰岛素。对于胰岛素注射的次数比较多的患者，要增加血糖检查次数。因为多次胰岛素注射的患者，血糖波动比较大，一天最好要测 4 ~ 5 次血糖。如测三餐前和睡前血糖，还可以测空腹和三餐后血糖，目的是要达到全天的血糖都能控制得比较好。如果空腹血糖异常，需加测夜间的血糖。因为空腹血糖高的时候是由于睡前胰岛素的剂量不够。还有一种可能性就是由于睡觉前胰岛素打得量多了，半夜里引起了低血糖。这个血糖低了以后，因为应激激素的大量分泌，反射地升高血糖，这样可以表现为早上空腹高血糖。怎么鉴别以上情况呢？如果白天血糖很好，只是早晨起来血糖高，这样就应该鼓励患者测夜间 2：00 ~ 3：00 的血糖，这样能够帮助我们了解早晨的高血糖到底是胰岛素剂量不够还是胰岛素剂量过头了。还有一些特殊情况，患者本来血糖是比较稳定的，现在突然拉肚子了或者感冒发热了，这种特殊情况，要增加血糖的监测，因为有时不能进食，血糖低了就不能服药了，甚至需要喝一些含糖饮料。但也有患者尽管不进食，但发热等应激因素可以引起体内升高血糖的激素释放，此时可以出现高血糖。当生活规律打破的时候，出现病情改变的时候，要加强血糖监测。只有血糖监测做好了，对血糖波动的原因判断就能到位。很多患者观察病情就是凭感觉。没有感觉不适就不去看病，甚至感觉不适但不严重也不去看病，注射胰岛素也不调整剂量，有的患者注射了胰岛素但血糖并没有控制好，他没有意识到是血糖监测没有做好，没有及时调整剂量造成的。最后血糖很高，出现严重的问题了，眼睛看不见了，失明了，再到医院去看，就悔之晚矣。还有的患者胰岛素治疗过程中，出现低血糖感觉，非常难受，也不做血糖监测，而是停胰岛素，或者赶紧进食。因为他认为，难受了就是低血糖，吃东西就好了，第二天难受了又吃东西，就这样会造成打胰岛素的患者越来越胖。像这种情况，通过做好血糖监测都可以避免。血糖监测是糖尿病科学治疗的基础，没有血糖监测，不能做到治疗到位，安全。

**一个患者需要多次监测血糖，不同时间点监测血糖的意义是什么？**

血糖监测有一个点的概念，有一个段的概念，还有一个谱的概念。所谓点，就是某一个时间点。任何时间监测的血糖，都是即刻血糖。空腹和餐后血糖的意义不一样了。空腹的状态，指清晨未进食前时间，叫基础血糖。这就是晚餐后没有进食食物，直到早晨。如果喝清水，吃降压药物有没有影响呢？没有影响。吃了饭以后叫作负荷以后的血糖值，因为吃了饭以后血糖值就会升高，血糖值的升高对胰岛功能是一个考验，如果胰岛功能好的，胰岛素作用发挥得也是好的，血糖30分钟、1小时升高以后，2小时很快就会回到原点，基本上在正常的范围内。这是正常人。如果胰岛素作用不行，或者胰岛素分泌减少，吃饭以后血糖就升高了，2个小时后不能下降到原点。这是正常人和糖尿病患者的区别。好多患者都有这样的感觉，只要一吃点东西血糖就升高。所以2型糖尿病的患者，空腹正常，餐后明显高于正常，这是我国2型糖尿病患者的特点，提示患者的胰岛素分泌能力下降，或者是作用延迟。餐后血糖的增高会发生许多糖尿病的并发症。尤其是心血管的并发症。餐后血糖如何考验的是胰岛素反应能力，就像应对突发事件，没有反应能力就会发生严重结果。当然餐后血糖增高的幅度与进食食物的量、种类、肠道的吸收能力等有密切关系，如进食高糖饮食，或者超量进食自然会造成血糖严重增高，进食高脂肪类食物血糖增高的时间延长。胃肠吸收能力差血糖就不会升高。所谓段血糖的概念是指胰岛素注射的患者，不同胰岛素注射后控制血糖的时间。如短效胰岛素作用时间为4～6小时，中效胰岛素作用时间为13～18小时，而长效胰岛素作用时间为24小时以上。患者早餐前注射速效胰岛素，这种胰岛素作用时间到午餐前为止，午餐前注射的速效胰岛素作用到晚餐前为止，晚餐前注射速效胰岛素，作用时间到睡前，而长效胰岛素注射后控制全天是基础血糖。这是时间段的概念。按照胰岛素作用时间段，就知道血糖控制不好应该调整哪次胰岛素。这样的血糖链接起来就像一个谱，称为血糖谱。歌有歌谱、曲有曲谱，唱歌我们要按照曲谱歌唱。血糖谱是用来调整胰岛素的，根据一天里面哪一段的血糖高，要调整哪一段时间的胰岛素。有的患者会出现一个现象，早上的时候血糖是正常的，可能下午就低血糖了，也可能晚上又高血糖了，这就是血糖监测不到位，胰岛素调整不到位所造成的。所以我们希望能够把糖尿病患者的血糖控制在安全的、尽可能正常的范围内，不能波动太大，因为血糖剧烈波动以后，许多糖尿病的并发症都会出现，如心血管疾病，而且患者会非常不舒服。所以这个问题要尽量避免。当然，看门诊化验单，有经验的医生就会发现患者血糖监测不到位的问题，例如，有些患者尽管一天4次胰岛素注射，但在家血糖监测仅仅是测空腹和早餐后的，这种情况相当普遍，这些患者下午和晚上以及夜间血糖控制如何就不得知了。如果这些患者尽管空腹血糖控制得很好，但糖化血红蛋白很高，这就意味着他们一天中有相当部分时间血糖控制很差，需要调整胰岛素剂量。没有良好的血糖监测，就没有胰岛素治疗的精准。

### 清晨血糖升高的原因是什么？

在糖尿病的血糖控制中，有两个重要的名词需要解释一下，就是苏木杰现象和黎明现象。这两种情况表现都是晨起时高血糖，但是原因不同，处理方法也不同。

苏木杰现象最早是匈牙利的科学家苏木杰发现的，指的是患者早上起来血糖异常增高，这种高血糖是夜里发生低血糖所致。一般认为，患者早晨血糖高说明睡觉前的胰岛素注射剂量不够，因此再增加胰岛素，可是睡觉前胰岛素增加的越多早晨血糖越高，患者越难受。最后发现却是由于睡觉前胰岛素注射多了，夜间血糖降得很低，此时人体必然地会产生应激反应，交感神经系统紊乱，肝糖原的分解增加，血糖急剧增高，因为严重的低血糖可以导致严重后果甚至患者死亡，所以机体为了保护生命启用了本能的机制，肾上腺素分泌增加使血糖升高。一般检查早餐前发现高血糖，不知道中间的过程和原因。所以睡前胰岛素越多，夜间血糖越低，早上起来高血糖越严重，这是低血糖后的高血糖现象。这就是我们所说的苏木杰反应。如果患者平时白天血糖控制得很好，就是早上血糖高，这时我们要测夜里的血糖，如夜间24：00、凌晨2：00 ~ 3：00。如果夜里出现低血糖，早晨出现高血糖，这就是苏木杰现象。如何处理呢？应该把睡觉前的胰岛素或者是晚饭前注射的长效胰岛素减量，或者让患者睡前加餐，我们可以看到早餐前血糖下降。

所谓黎明现象指的是什么呢？黎明现象是指有部分患者早上起来血糖确实升高，但夜里没有低血糖。为什么早上血糖会高呢？在大家想象中白天一日三餐，晚饭以后夜里不吃饭，那夜里的血糖肯定是越来越低。实际上不完全是这样，人体到了下半夜，血糖的维持靠肝糖原的分解，就是我们吃进东西后血液中的葡萄糖到了肌肉组织，成为肌糖原；到了肝，变成肝糖原。夜间自然血糖下降，首先是肝糖原会分解，来维持体内的血糖水平，如果不能维持正常血糖，则由其他的物质变成葡萄糖，叫作糖异生，其位置在肝。这种糖的分解控制靠胰岛素。当胰岛素水平不够时，肝糖原的分解会无节制，造成血糖的增高。另外，黎明到早晨，生长激素、肾上腺激素水平增加。数千年来人类都是日出而作、日落而息，以上激素是为了人一天劳作而准备的，这些激素对抗胰岛素，当胰岛素不够，或者功能异常时就造成血糖的增加。因此，这种原因的高血糖是由于胰岛素水平不够，或者功能异常。这种患者夜间血糖是增高的。一日之计在于晨，早晨的血糖控制很重要，对于很多的2型糖尿病患者来说，早晨血糖控制好，一天的血糖都容易控制。所以这个就是黎明现象带来的效应。黎明现象的处理需要增加睡前胰岛素剂量。要区别这两种原因，我们要测夜里血糖。因为早晨血糖高可以是黎明现象，也可以是苏木杰现象造成的。针对黎明现象，应当增加睡前胰岛素的剂量。针对苏木杰反应，应该减少晚上睡前的胰岛素的剂量。

**血糖监测有必要吗？还需要检测哪些？**

庄　丽：自我监测血糖已经成为糖尿病主要的监测内容。一天监测多少次合适呢？什么是正常标准呢？

许樟荣：注射胰岛素的患者，胰岛素注射每天1次、2次、3次甚至4次不等，为了使胰岛素剂量适合患者，使得血糖控制较为满意而又不发生低血糖，只查空腹血糖远远不够，还要监测餐后血糖，最好测全天的血糖值，包括三餐前、三餐后和睡前的血糖值。不需要天天查，可以1周查1～2天。越是血糖控制不好的时候，查得越是要勤一点，血糖控制越是稳定，查的次数可以少一点。如果准备到医院看医生调整治疗，要在就诊前1天或者2天检查多点血糖，这对于用胰岛素治疗的患者尤为重要，感觉血糖升高或者低血糖时应随时检查。对于异常的血糖，还需要记录有什么影响因素，如进食量的变化、运动的增加或者药物的增减，甚至睡眠情况。

还有一件患者必须做的事，就是测血压。高血压对糖尿病影响很大，我们知道正常的血压应该是收缩压低于140mmHg，舒张压低于90mmHg。如果是年轻患者血压应控制得更好一点，收缩压控制到130mmHg，舒张压控制在85mmHg以下。血压的检查不能仅限于早晨，还有下午和晚上。自己家的电子血压计只要是质量过关就应该是准确的。有时在医院检查的血压比在家里要高一些，这不代表自己的血压计坏了。医生检查血压时人多少会有些紧张，血压偏高比较常见。我们叫"白大褂高血压"。

肥胖和超重是现代社会的常见现象，无论老少都在观察自己的体重。糖尿病患者更需要体重尽可能保持正常或者接近正常，什么是体重达标呢?按照简单计算方法，体重（kg）数值应该是身高（cm）-105，上下浮动10%。如果是身高160cm，标准体重为50～60kg。如果按照体重指数方法计算，数值应该是19～24。体重指数的计算方法为体重（kg）除以身高（m）再除以身高（m）。如患者身高1.7m，体重75kg，其体重指数数值为25.95，约为26。

当然这是青年和中年人的体重指数，不是老年人的指标，老年人的体重指标可以偏高点。对于年过60岁的老年人，我的观点是体重指数数值维持在25较为合适，太瘦太胖都不好。

**血脂和血压的监测有必要吗?**

糖尿病患者还需要监测血压、血脂、体重、并发症等。肥胖是糖尿病的致病因素，血压、血脂和血糖三者之间是一个什么样的关系呢?

三者之间关系非常密切，体现在这几个方面。我们国家的糖尿病患者大部分都是2型糖尿病，绝大多数是成年人起病的，是在胰岛素抵抗基础上，合并胰岛功能不足的一种代谢综合征。所谓代谢综合征指血糖异常、合并血脂代谢异常和高血压，还有合并肥胖。2型糖尿病患者中大概有3/4的人是有血脂异常的，有1/2的人是有高血压的，超重和肥胖的人也很多。我国流行病调查数据证明，肥胖人群和体重正常的人群比，发生糖尿病的概率要高出3～4倍，肥胖程度越严重的人，糖尿病的发生概率越高，而且越容易合并心血管疾病。根据国内外的调查，糖尿病患者中有3/4都是死于心血管的问题。肥胖、血脂异常、高血压、高血糖都是心血管病的危险因素，也叫作代谢综合征，就是说多种的代谢异常集中发生在一个人身上。代谢综合征怎样诊断呢？首先是肥胖，尤其是中心性肥胖，就是腰围大（女性腰围＞85cm，男性腰围≥95cm），在肥胖的基础上有2项指标如高血压或者血脂异常，就可以诊断代谢综合征。血脂异常包括三酰甘油增高或者高密度脂蛋白质降低。合并代谢综合征的糖尿病患者发生心血管风险的要增加很多。下面看看我们做的工作，十几年以前，我跟我的学生们做了一个观察，把4800多名糖尿病患者分组，血压正常组、轻度高血压组（收缩压140～160mmHg，舒张压90～95mmHg）、中度高血压组（收缩压160～180mmHg，舒张压95～105mmHg）、重度高血压组（收缩压超过180mmHg，舒张压超过105mmHg），还有一组患者有高血压病史，服药以后血压正常。我们观察比较糖尿病并发症的情况，最后证明血压正常的患者和服药后血压控制正常的患者，糖尿病眼底病变、肾病变、心电图的异常率低，轻度高血压、中度高血压、重度高血压的患者都有明显高的糖尿病并发症患病率。而且血压越高，并发症越多。血脂的问题也是这样，我们也发表过论文，血脂异常率越高的患者人群，心血管疾病风险也就越高。胆固醇增加1%，心血管事件率肯定要增加1%～2%，所以血脂异常、高血压与糖尿病并发症的关系是明确的。有些患者已经出现糖尿病视网膜病变和肾病，如果合并高血压，结局就很差。糖尿病的治疗中要强调综合达标。糖尿病的综合达标中最关键的就是血糖、血压、血脂和体重。糖尿病患者容易发生高尿酸血症，血脂高的患者容易脂肪肝，有些脂肪肝的患者肝酶异常增高，或者只是在正常范围的高限，心血管的事件率也要远远高于正常尿酸的患者。

　　凡是诊断为糖尿病的患者，都必须要测血压、血脂，所以患者第一次发现有糖尿病就应该到医院做一个全面的评估。我们科室称这种评估为糖尿病并发症评估，现在已经累计有2万多个患者的数据。糖尿病并发症评估的有关检查包括空腹血糖、饭后血糖、糖化血红蛋白、肝功能、肾功能和血脂、胰岛素水平，还有血压，测卧位和立位血压。因为有的患者会出现一种情况，就是平卧的时候血压是高的，或者是正常的，站起来血压明显降低，这种情况称之为直立性低血压。患者可以突然头晕，甚至晕倒，很危险。如果患者患有高血压就应该和平常一样用降压药，每次来就诊的时候，都应该测一个血压。大部分患者每月去医院1～2次，而每月监测1～2次血压是基本的要求，有些患者忽视监测血压，认为自己没有不适，但是自己的感觉不一定可靠，很多患者血压升高了是没有感觉的，越是没有感觉的高血压越是可怕，因为它像个定时炸弹一样，以突发的心脑血管疾病提醒患者，如卒中、心肌梗死等。经常测血压，积极治疗，可以避免突发性事件。血压的监测方面还要注意一个问题，就是到医院去看病，不要把降压药停了。有的患者去医院看病，早上的这个药就不吃了，他的理由是让大夫可以看到真实的血压水平，实际上这是错的。因为你平时都吃药的，吃过药了才能反映平时真实的血压，不吃药，已经不是真实的血压。到医院去看病的时候把药停了，医生看到血压高了，就增加药量。结果降压药加量服用后就低血压了。建议患者在家自己监测血压，因为在医院检查血压要高一些，把自己监测的血压和医生测的血压结合起来，评估血压治疗的结果。如果患者血压不稳定，可以检查动态血压。血压的管理需要内分泌科和心血管科医生共同合作。血脂的监测也很重要，诊断糖尿病的时候，就应该做血脂的监测。有些人认为只要没有肥胖，就应该没有高血脂。其实高血脂的患者不一定合并肥胖。高血脂是没有症状，却是心脑血管疾病的风险因素。

　　糖尿病患者在治疗中还要定期复查血脂。在血脂异常的治疗中，我们需要让患者控制高脂饮食，口服他汀类或者其他类型药物，我们定期复查血脂是为了看我们治疗的效果，就是饮食控制是否到位，药物的选择和剂量是否正确。我们还需要定期复查患者的肝功能，了解药物是否有不良反应。

# 第三章

# 糖尿病药物治疗

## 第十一讲　糖尿病治疗原则

**庄　丽**：糖尿病有那么大的危害，为什么有些糖尿病患者不治疗呢？

**许樟荣**：这个原因是多方面的，关键的问题就是理念的问题。所谓理念问题，就是有相当一部分的糖尿病患者，尤其是一些年轻的患者工作很忙，觉得糖尿病就是血糖高一点，又不疼不痒，没有任何不舒服，没有影响他的工作和生活，认为没有必要治疗。还有老年患者，比如七八十岁了，发现糖尿病，他觉得我这么大年纪了，还需要控制饮食，生活没有乐趣。过去我省吃俭用，粗茶淡饭，现在我好不容易有一点儿钱，生活好一点儿了，我应该吃得好，弥补过去的损失。还有些患者害怕吃药有不良反应，害怕需要一辈子服药，希望运动和饮食就能够治愈糖尿病。有的患者抵制胰岛素治疗，认为胰岛素治疗就上瘾，如同毒品。也有患者觉得应用胰岛素特别不方便。更多的人认为胰岛素治疗代表糖尿病很重了。这些都是错误的观念。有的是经济问题，有些患者，经济困难，再加上医生开了许多检查，在开处方药时候没有考虑患者的实际情况，开了许多贵重的药品，患者感觉无法承受而放弃治疗。医生要了解患者的需要，为他们选择合理的检查和治疗。根据现在的治疗指南，需要考虑治疗的效果、不良反应、患者对于健康的需求、经济状态等因素选择药物，进行随访。我们长期应用的便宜降糖药，如应用多年的优降糖（格列本脲）、二甲双胍等，只要剂量合理和人群用得合适，降糖是有效的，安全性是好的。用不起人胰岛素或其类似物，也可以用动物胰岛素。有的人经济困难，顾虑重重。例如一个中年妇女，觉得自己有孩子，孩子还在上学，我还要存点儿钱，看病把钱都花了怎么办？所以她不好好看病，直到她因为糖尿病已经骨瘦如柴，没有了劳动能力，甚至生活都不能自理，视力很差，全身水肿，足溃疡到了骨头、化脓了，甚至足趾坏死了才来到医院。这些患者耽误了早期的最佳有效的治疗时机。如果早些治疗，花费要少很多。到了出现严重的糖尿病并发症，虽然也能治疗，但治疗效果差许多，患者的生活质量差许多，而医疗花费则巨大。这个道理，糖尿病患者并非都明白。作为母亲，自己不能健康怎么能够抚养好孩子？一个青壮年人，没有好的身体就无法挣钱养家。所以，我们要分外珍惜健康。患上糖尿病并不等于丧失健康。糖尿病是能够控制得好如常人的疾病，关键问题是要发现得早、治疗得早和科学合理。

　　还有医疗保险体制的问题。糖尿病是慢性良性疾病，特别需要患者的自我管理，很多患者并不需要住院治疗。美国最有名的也是历史最为悠久的糖尿病中心是哈佛大学Joslin糖尿病中心，这是享誉全球的有特色和权威的糖尿病中心。这家中心是没有住院床位的，患者都是在门诊治疗。但是我们许多地方的医疗保险政策是门诊报销比例低甚至不报销，患者住院了才给报销。这实际上增加了患者的医疗费用，造成了原本在门诊可以解决的问题放到住院去解决。现在医疗保险制度还不能报销自我血糖监测用的试纸、胰岛素笔和注射胰岛素的针头。很多患者很少监测血糖。血糖监测不到位，血糖控制就难以到位。为了省钱，有些患者就很少更换胰岛素注射针头，这十分危险，因为针头反复应用容易造成注射部位感染，甚至针头断裂。

　　老板一般都希望全体员工全力工作，别请假。如果一个工作人员经常去看病，老板可能就会不高兴。还会影响该患者的升迁和前程。一个人健康时不一定有人关心，可是等到他病了，眼睛看不见了，要截肢了，出现心脏病了，大家才来关心，都来慰问。这个时候老板表态了，一定尽力治疗，花多少钱都没关系！因为到了这个时候，大家都觉得我们不同情，不表示一下，显得不通情达理。实际上，我们关心糖尿病患者，应该把经费花在疾病的早发现和科学规范的治疗上，平时督促患糖尿病的同事、下属经常检查血糖，定期复诊，认真治疗。在他们没有并发症的阶段，通过饮食、运动、服用药物或者注射胰岛素进行治疗，避免后期严重的问题。

　　还有一个很重要的问题，糖尿病的治疗要由一个团队完成。医生告诉你，糖尿病药物怎么用，什么时间复诊，是否存在糖尿病的并发症。专业护士来教你饮食怎么管理，怎么运动，怎么复查，怎么测血糖。营养师来告诉你怎样科学合理饮食，如何设计你的一日三餐。每个人的情况不一样，饮食习惯不同，劳动强度不同，年龄也不一样。因此，饮食治疗方案不一样。营养师要根据你的情况来设计饮食，例如有的人从来不吃肉，有的人不吃鸡蛋，还有人因为宗教信仰问题需要特殊的饮食。在生病的时候，甚至季节的变换都需要调整饮食。国外还有专门的理疗师，教你怎么运动，每天运动多长时间，如何锻炼肌肉和韧带等。心理医生帮助患者调整心理问题。社会工作者对于有经济和其他困难的人给予支持，例如解决患者就医不方便问题。我国许多医院也配备了营养医生，糖尿病专科护士越来越多，许多理疗师也对患者的运动进行指导，但总体上讲，这些还是很薄弱很不够，而且还没得到广泛的社会支持和医保部门的重视，例如我国很少有医院的糖尿病专科开设糖尿病教育门诊、心理门诊和运动门诊，而且即使开设了这类门诊，也很难收取患者的费用和从医保管理部门报销这些费用。

**有没有专治糖尿病的最好的方法？**

**庄　丽：**许多患者都希望有一种治疗方法，能够彻底治愈糖尿病，尤其许多广告语就是"彻底治愈"，有没有这样的方法根治糖尿病呢？什么是糖尿病的最好治疗呢？

**许樟荣：**糖尿病的治疗和控制方法应该说还是比较多的。科技的进步带来了许多新的方法、新的药物，但是没有哪种方法是最好的，只有哪种方法是适合你的。现在的观点是糖尿病的个体化治疗。所谓个体化治疗就是每个人的情况都不一样，治疗方法不一样。所以有的患者说，我的同事也是糖尿病，他用了那种药物很好，我用了为什么不管用呢？目前十分流行网络就医、网络购药。在网上有人问我：我父亲血糖有点儿高，你看用什么药好。像这样的问题很难回答。为什么呢？我们一定要结合具体的情况：要了解一个人空腹还是餐后血糖增高？或者是全天的血糖增高？血糖的具体数值、体型是胖还是瘦；有没有高血压、高血脂、冠心病等；饮食和运动习惯如何？另外经济条件怎么样、工作的便利性怎么样、自己能不能做血糖监测等。要结合所有这些因素，提出一个治疗方案。还要考虑患者的预期寿命，估计患者还能活多长时间、有没有并发症、有没有肾的问题、有没有其他心血管的问题等因素。

作为科学合理的治疗，在治疗方面必须考虑几个因素。第一，治疗一定要安全，不能因为降血糖过度乃至出现严重低血糖而加重患者痛苦。有些老年患者，糖尿病的治疗首先是安全，有些生活习惯不能强行改变，体重的管理也要缓慢进行，甚至体重超重更适合某些患者。一个身患癌症、严重疾病的患者，糖尿病的治疗就是以减轻症状、不出现严重高血糖为目标。第二，治疗一定要尽早，就是有危险因素的人要及时地去筛查糖尿病，发现了以后要及早地治疗。糖尿病的病程延续越长，发生并发症的机会越多。所以越是年轻的患者，越是要早发现、早治疗，这样在这个患者以后的生命历程中不会因为糖尿病而使生活质量下降。第三，糖尿病要长期治疗，不能"三天打鱼两天晒网"。有些人服药后血糖下降了，立刻停药，这样造成血糖的波动，反反复复后使得患者反而觉得糖尿病不好治，放弃治疗，或者搜寻什么秘方去了。第四，要强调治疗要有效，就是治疗要达标。有的人吃药了，治疗了，懒得复查，认为我吃药了就应该药到病除，当发现血糖处于高水平或者并发症的时候，感到吃惊。主要原因还是觉得糖尿病并无不适，没有必要复查，或者不了解糖尿病需要治疗到什么样程度。这些人一般不坚持饮食治疗和运动，对于自己的健康不关注。如同很多人患高血压，长年口服一种药物，很少量血压，血压逐渐升高，病情在进展，可能突然心肌梗死了，突然出现脑血管意外了，才知道高血压的厉害。就像我不久前看的一个患者，30岁发现糖尿病，从来没有重视过，治疗不规律，生活没有规律。经常有应酬，有时一天就吃1～2餐饭。由于是个做互联网工作的，工作时间比较长，熬夜是家常便饭，才40岁就发生心肌梗死了，心脏血管放置支架治疗，到了42岁已经安了3个支架了，此次来找我们的时候很着急，表示一定要好好治疗。他现在开始重视虽然有点亡羊补牢，但是还来得及。还有一个年轻的医生，糖尿病病史十几年，才30多岁就出现了肾病、眼底病变、冠心病，进行血液透析。年轻不是资本，不重视健康就是提前把身体的资本付出了，以后用钱来买健康是得不偿失的。

有些患者确实因为条件限制没有能力和足够的费用进行全面治疗，那么就把有限的钱花在关键的地方，如必要的检查和必须的治疗。绝不能听信那些传说，花钱买保健品。医疗保险条件逐年在改善，患者的负担也在减轻。选择正规医院的治疗首先是有质量保证，而且总是能够报销一部分费用。有些患者患了肾病，需要透析治疗，而医疗保险可以让患者负担减轻很多，可以持续进行透析，因为停了透析有生命危险。按照广告买药最不保险，效果没有广告说得那么好，出了问题没有人负责。我们看到许多患者省吃俭用，舍不得用医保报销以外的自费药品，却不惜花成千上万的钱买所谓的"中药"和偏方，结果是病没有治好，钱白花了，心情也非常不愉快。

**为什么血糖控制时好时坏呢？**

**庄　丽：**有些患者治疗开始时效果很好，后来血糖又升高了。反反复复之后患者有些失去信心了，为什么治疗效果不稳定呢？

**许樟荣：**这个情况要具体分析，对每个人情况都要做分析。为什么血糖没控制好呢？是因为用的药不合适，还是自我管理不到位？如临床上一些糖尿病患者，尤其是文化程度比较低的，年纪大一些的，就是管不住嘴巴，希望能够多吃一点儿，哪怕多吃儿点药物。少吃一点儿觉得很亏了自己。虽然药物已经起了作用，但是多吃的饭菜减低了药物的作用。因为多吃了饭，血糖增高了，胰岛细胞受到糖毒害，它的恢复受到影响，血糖的降低缓慢了许多。糖尿病患者的胰岛功能比较差，所以才有糖尿病，是胰岛素分泌量负担不了过多的饮食。希望通过药物来增加这个胰岛素的分泌量，来促进它控制好血糖，实际上等于让本来已经劳累的功能减退的胰岛细胞加倍工作，胰岛细胞必然不堪重负，最后也可能彻底不能工作了。当患者刚发现糖尿病的时候，比较听医生的话，按时服药，注意控制饮食，时间长了就放松了，服药经常忘，饮食控制也不那么讲究了，血糖再度增高。大部分患者都有这个过程。尤其是有的患者住院时血糖控制特别好，出院后血糖就增高了，仔细询问，发现患者回家后饮食逐渐丰盛，也不顾及了。还有的患者可能偷偷减少药物用量，造成病情反复。当然，也有些患者完全按照医嘱服药，认真控制饮食，血糖就是控制不好，医学名词叫原发性的药物失效。这种情况要更换口服降糖药物或者需要用胰岛素治疗。

# 第十二讲　降糖药解读

## 糖尿病的治疗药物管用吗？

**庄　丽：** 糖尿病的治疗药品繁多，不断的有新药品和治疗方法问世，怎样的治疗才是可以信任的治疗呢？

**许樟荣：** 糖尿病的治疗方法是有很多的。我们先讲基础的治疗。基础的治疗我们已经讨论过，就是饮食治疗。糖尿病的饮食治疗绝不仅仅是饿肚子，而是个体化科学的进食。

有些患者是初发糖尿病患者，体重大，食欲好。通过少吃多餐，控制总量，可以不感觉显著的饥饿，胰岛的压力就减轻了，血糖也会下降。还有吃得粗一点，就是粗粮和蔬菜多一些。糖尿病的饮食不能太精细，吃小米、玉米等杂粮血糖升高得慢。另外，吃饭的时候慢一点儿，不要狼吞虎咽，吃得越快，患者血糖上升越快。还有就是运动，运动既是保健又是治疗。运动的基本原则是第一要量力而行，每个人的运动量不一样，对绝大多数人来说，如果一天中等速度走30分钟到1小时，能够坚持下去，这个运动量就很好了。当然也可以打乒乓球、也可以游泳。运动也是治疗，因为运动能够促进肌肉里面的血流循环，能够促进葡萄糖进入肌细胞进行代谢，从而帮助降血糖，也能够提高胰岛素的敏感性，使胰岛素的功能发挥得更好。这是基础的治疗，即饮食加运动。

降糖药物种类很多，尤其是最近，新的降糖药物上市较多。30多年以前，我刚当糖尿病大夫的时候药物只有2种，现在的药种类就多了，磺脲类、双胍类、α糖苷酶抑制药、格列酮类，以及那格列奈、瑞格列奈类。当然还有一些新的药物，如GLP-1受体激动药、DPP-4抑制药。这些药物都各有特点，但不是人人适合。千万不要认为药物越新就越好。新药利用不同的途径降低血糖，但是不能完全替代老药。现在我们分别讨论常用的药物。

　　二甲双胍是一种常用的药物，被国内、外糖尿病治疗指南指定为首选药物，但是有些人不合适，如特别消瘦的、有胃肠疾病的、有心脏病的、有严重肺部疾病等缺氧状态的及合并严重肝病、肾病的患者。二甲双胍类药物降糖很有效，不会引起低血糖，不会增加体重，有的患者还会降低体重，对心血管方面当然都没什么坏处，包括对于肿瘤都没有什么坏处，甚至减少一部分肿瘤的发生。它的缺点就是有的人服用了二甲双胍有恶心、呕吐的反应，吃不下饭，甚至有的还头晕，口里有异味。二甲双胍不能耐受的时候可以换药。我国的糖尿病患者中很多人喜欢降糖的中药，最常用的是消渴丸。消渴丸是中药里面加了西药格列本脲，10粒消渴丸里有2.5mg格列本脲，服用消渴丸时需要注意格列本脲的不良反应。格列本脲是第一代磺脲类药物，降糖作用持久，应用时容易发生低血糖。磺脲类药物已经有第三代。格列本脲、格列吡嗪、格列齐特、糖适平为第二代磺脲类降糖药。其中格列喹酮的特点是适合患轻、中度糖尿病肾病的人。因为它大部分不通过肾排泄。格列美脲为长效类药物，也被称为第三代磺脲类降糖药。还有一些第二代磺脲类降糖药的缓释制剂，如格列吡嗪控释片和格列齐特缓释片等，这种药物的特点是作用缓慢，可以每天服药1次，很方便。格列奈类药物是一种独特的药物，它们的特长是作用快，药物作用消失也快，每天需要口服3次。饭前口服，当血糖升高时药物作用发挥最好。所以，不吃饭不服药。常用的药物是瑞格列奈（诺和龙）、那格列奈（唐力）和米格列奈。需要说明的是有人认为诺和龙是胰岛素的替代品，当然不是。还有一类常用的药物是α-糖苷酶抑制药。药物在肠道干扰糖苷酶的作用，而这个酶是把食物淀粉分解成葡萄糖的关键物质。糖苷酶被抑药后葡萄糖的生成和从肠道吸收到血液减少了，血糖就降低了。这类降糖药物单独应用不引起低血糖，非常安全，尤其适合老年患者。

这类药物的缺点是引起腹胀，排气多，因此，不适合患慢性肠炎的患者，但非常适合餐后血糖比较高的患者。比较常用的药物是阿卡波糖（拜糖平）和伏格列波糖。服药时将这类药物咬碎并与饭同服效果最好。在十几年前，有一类药物的出现让人充满了期待，这就是胰岛素增敏剂，就是噻唑烷二酮类药物，常用的药物是罗格列酮和吡格列酮。它的作用是使身体细胞对于胰岛素敏感起来，就是增加胰岛素的作用。不打胰岛素的人应用这种药物也有很好的降糖作用，很少发生低血糖。但这类药物不能应用于合并严重的冠心病、心力衰竭、肾病等水肿的患者。

如果一种药物用了2个月以后或者是更长时间血糖不达标，如糖化血红蛋白超过7.5%，就要考虑用2种药物联合运用。当然要排除患者未按时服药、不控制饮食等影响因素。有的患者2种药物不行，就考虑用3种药物。口服药物的搭配其实很有学问。我们的原则是扬长避短，相互配合，减少不良反应。例如磺脲类药物和二甲双胍或者阿卡波糖搭配很好，格列奈类药物也可以和二甲双胍或阿卡波糖联用。噻唑烷二酮类药物和二甲双胍、磺脲类药物、阿卡波糖一起应用都可以。但是不能把2种磺脲类药物一起用。如果应用3种药物还控制不好要考虑用胰岛素，或者在口服药的基础上加中效或者长效胰岛素。还有一部分患者发现糖尿病时血糖就非常高，空腹血糖达到或超过13mmol/L，餐后血糖20mmol/L以上，糖化血红蛋白超过9.5%，像这样的患者需要应用胰岛素。用了胰岛素控制高血糖后，这些患者的胰岛 B 细胞得到休息，并逐渐恢复了功能。此时，可以停用胰岛素改用口服降糖药。有的患者甚至所有的降糖药都不用了。我们把这种通过加强血糖监测和多次胰岛素注射以严格控制血糖的治疗叫作糖尿病的强化治疗。应用胰岛素强化治疗的患者往往更容易血糖控制达标。当然，相当多的新发病的2型糖尿病患者应用口服降糖药物也可以达到目标。这里我讲的是2型糖尿患者的治疗。1型糖尿病当然不能用口服降糖药或单用口服降糖药。1型糖尿病都必须用胰岛素，有些患者可以同时口服二甲双胍或者阿卡波糖。但是不能给1型糖尿病患者用磺脲类或者格列奈类药物，因为以上2种药物是刺激胰岛细胞分泌胰岛素，这些患者胰岛细胞已经所剩无几，不能再刺激了。

提到新的药物，我们现在知道一类GLP-1受体激动药，中文名字叫肠促胰素肽样物质。我们国内现在最常用的是利拉鲁肽和艾塞那肽皮下注射。这类药物能改善胰岛B细胞的功能，利拉鲁肽每天打1针，艾塞那肽每天用2针，能够有效地降低血糖，不会引起低血糖，肥胖患者还能减轻体重，对于高血脂、高血压都有一定的好处。但这种药物比较贵，一个月差不多需要1500～2000元钱，医疗保险不能报销。还有一类药物为DPP-4抑制药，通过抑制DPP-4而减少GLP-1在体内的失活，使内源性GLP-1的水平升高而降低高血糖。这类口服降糖药呈葡萄糖依赖性的刺激胰岛素释放，并能抑制胰升血糖素，降低高血糖。

与20年前相比，现今能够选择的降糖药物品种非常多。胰岛素也分好多种，短效的、长效的，还有中效和超长效的。胰岛素有动物来源的、基因合成的人胰岛素，还有胰岛素类似物。短效胰岛素或者速效胰岛素类似物与中效胰岛素结合成为预混胰岛素，如诺和灵30R、诺和灵50R、优泌林70/30等。其中的R代表短效胰岛素的比例。诺和灵30R代表了30%短效胰岛素，诺和灵50R就是50%的短效胰岛素，其余部分为中效胰岛素。优泌林70/30指短效胰岛素比例为30%，中效胰岛素比例为70%。胰岛素类似物是较新的胰岛素品种，实际上是把胰岛素的氨基酸改变一下，使之成为能够迅速发挥作用、效果更好的速效胰岛素或者是作用达到24小时的长效胰岛素。

**治疗糖尿病的药物伤肝和肾吗？**

庄　　丽：许多糖尿病患者对于用药有许多顾虑，甚至认为"是药三分毒？"我们怎样才能安全用药呢？

**许樟荣**：很多患者尤其新患糖尿病的患者拒绝用药，担心用药引起所谓伤肾、伤肝等。其实这种想法顾虑是没有必要的，药物本身是有些不良反应，但是只要在合理用药的范围内，发生不良反应的概率是非常低的。严重不良反应的发生甚至比我们马路上发生车祸的可能性还要小。但是严重的高血糖可以引起糖尿病的并发症，特别严重的高血糖可以是致死性的，而对于多数糖尿病患者而言，如果不用药治疗，发生严重高血糖是必然的。长期慢性高血糖也可以引起脏器的病变。所以两相其害取其轻，该用就得用。

有些患者总希望停药，因此拼命减少饮食、拼命运动，但血糖控制仍不好。也有患者听说有的糖尿病患者血糖控制好了，停药了，希望自己是下一个停用降糖药物的人。确实经常看见有的患者，初来诊断时体型肥胖，食欲非常好，血糖很高。通过注射胰岛素或者口服降糖药物，血糖控制后逐渐减少药物，最后停药了。那是因为这种患者糖尿病起病主要是由于胰岛素抵抗，经过控制饮食和运动，体重下降，胰岛素抵抗明显减轻；通过合理用药和让自身分泌胰岛素的细胞短暂的休息从而恢复部分功能，胰岛素分泌功能改善，用药逐步减少乃至停药后血糖仍维持正常。但不是每个患者都是这种情况的。

是否能够减药或者是停药一是取决于血糖的控制情况，如果你血糖确实是达标了，血糖控制很好了，甚至有时出现低血糖，降糖药物就要减量，甚至要停药。二是取决于患者药物使用的多少和强度。如果说患者就用一种药，而且药物的剂量小就能控制好血糖，那有可能把这个药停了。如果用了3种药，剂量都很大，像这样情况下不要盲然停药。三要看高血糖是否确实和长期的得到了控制。如果你空腹血糖和餐后血糖在正常范围，糖化血红蛋白正常，口服降糖药或者胰岛素用的剂量很少，就可以考虑停药观察。切记，一定在医生指导下减药或者是停药。停药以后还要加强观察，如果停了药以后血糖还是很好，1个月、3个月、6个月血糖都很好，那么你就可以长期停药。老年患者中很少有人多饮多食，且可能合并多种疾病，也不宜剧烈运动，单纯控制饮食有些困难且会降低患者的生活质量，尽管血糖控制达标的范围较中青年宽松，但少量服用一些降糖药物或者少量用些胰岛素尤其是基础胰岛素不无益处。

建议患者学会看药品说明书。现在的药品说明书比较详细，对于药品的结构、治疗的适应证和药物的不良反应都写得非常清楚。相比而言，有些进口药品的说明书更为详细。有些人看见药物的不良反应吓坏了，赶紧和医生讲，这药我不敢吃！其实药品说明书把常见的不良反应、少见的不良反应，甚至文献报道的问题一一列出，以便患者出现问题后查对。有的不良反应是非常少见的，或者有前提的，比如肝肾功能受损时药物的毒性作用，这个前提是"肝肾功能有损害时"。对于无肝肾疾病的患者，合理用药不会造成肝功能和肾功能异常的。

**庄　丽：**如何判断为药物失效还是治疗不到位呢？

**许樟荣：**如果这个患者饮食控制好，运动也很注意了，吃了这个药1个月以后都没有什么反应，血糖不降，我们就说原发性对药物失效，这时就要选别的药物来代替。还有一种情况叫作继发性失效，就是患者原来吃这个药是管用的，但是到了3年、5年之后这个药物就慢慢不管用了，而且确实是认真服药，注意了饮食和运动治疗。治疗方法是换其他的降糖药，或者增加其他降糖药物。原发性失效的比例很低，继发性实效比率相对要高，这与糖尿病病程有关。

糖尿病的治疗有疗程吗？是否像肺炎等感染性疾病，一般用抗生素2周就够了呢？糖尿病对绝大多数患者来说是一个终身性的疾病，如果这个患者适合这个药物，治疗效果好，药物不良反应低，可能持续应用数年甚至一二十年。我们临床上会看到一些患者血糖控制得非常好且要求换药，问他为什么换药，他说这个药用了10年了，担心药物已经不行了，担心对肾有损害了，这个是没有道理的。

还有一个问题经常被讨论：新药好还是老药好？30年前降

糖药就是两大类药物，磺脲类和双胍类，最常用的是苯乙双胍（降糖灵）和甲苯磺丁脲（D860）。这2种药物随着时代进展现在都不用了，为什么不用了呢？因为不良反应多。苯乙双胍容易引发乳酸酸中毒；甲苯磺丁脲用量比较大，且可能会引起淤积性黄疸等不良反应。现在新型降糖药物的安全性越来越好，越来越注重合乎患者的生理情况，如果糖尿病是胰岛素分泌不足引起的，那么就用改善胰岛功能的药；如果是胰岛素抵抗为主的，就用减轻胰岛抵抗的药物；如果是空腹血糖增高为主的，就应用二甲双胍或基础胰岛素；如果餐后血糖高，则口服着重降低餐后血糖的药物，如阿卡波糖。现在的药物越来越兼顾到其他方面，有的对体重有点好处，有的还能帮助降低血压。药物的不良反应也越来越轻，最重要的是注意心血管系统的安全性。在药物大量应用在患者前，进行大规模的临床试验，摸索药物的安全性和合理剂量。在治疗中注意药物安全性监测，注意不同药物之间的作用。

**降糖药物的作用方式不一样，服药的时间是否很重要？**

许樟荣：关于服药的时间问题，主要是指服药的时机和药物选择。所谓的用药时机指的糖尿病的病程，在2型糖尿病的早期，患者有一定的胰岛功能，对于这些患者的用药选择，提倡改变生活方式的基础上，加上口服药。首先选择的是二甲双胍，如果二甲双胍不能很好地控制高血糖，则可以加用第二种药物，例如磺脲类的药物或者α-糖苷酶抑制药、噻唑烷二酮类药物等。有一部分患者早期血糖就严重升高，这类患者应直接用胰岛素，尽快使血糖控制好，患者胰岛功能恢复再停用胰岛素，改为口服降糖药物。这是一种早期糖尿病强化治疗的概念。因为在糖尿病早期，被高血糖抑制的胰岛功能是可以恢复的，尤其是一些年轻人同时存在胰岛素抵抗的肥胖患者，这部分患者在限制饮食、减轻体重以及增加运动以后，胰岛素抵抗会明显减轻。早期的胰岛素强化治疗有利于胰岛B细胞功能的恢复，这样综合治疗效果非常好。以后可能通过生活方式就能控制血糖，甚至在一段时间内可以不用降糖药物治疗。在服药的时间上，根据药物的种类选择。如阿卡波糖这一类的药物，要在吃主食的第一口饭的时候，把药片咬碎随第一口饭一起服下去。应用磺脲类药物等促进胰岛素分泌的药物，需要在吃饭前5～10分钟服药，可以促进胰岛素的分泌，使胰岛素的分泌与吃了饭以后的血糖升高能够匹配起来。一些长效的磺脲类药物像格列齐特缓释片，药物作用时间达到24小时，服药后可以立即进食。对于打胰岛素的患者，短效人胰岛素一般要饭前20～30分钟注射。如果注射了胰岛素后马上进食，因为胰岛素作用的发挥需要时间，容易发生餐后的高血糖难以控制，且又容易在下一餐前发生低血糖。长效胰岛素尤其是现在常用的超长效胰岛素类似物则一般在睡前注射，作为基础胰岛素使用，很少发生低血糖。当医生给患者开处方的时候，应该告诉患者用药的时间要求。有的药物的服药时间要求不强，像二甲双胍饭前和饭后服都可以。如果患者胃肠不好，餐后口服药物可以减轻服药的胃肠道反应。

# 第十三讲 怎样做到安全用药

今天结合自己的临床实践，给糖尿病患者一些具体的建议。那对于糖尿病患者来讲，在用药安全方面需要注意的问题是什么？

第一，用药一定要有好的疗效。第二，一定要安全。如果这个药用了以后有效，血糖控制很好，但是患者出现了强烈的药物反应，如发生肝、肾功能异常等；或者从长远来看，对于心血管不安全，或者有诱发肿瘤的危险，对胎儿有影响等，这种药物谁还敢用呢？第三，药品要经济，要让患者用得起。这要根据患者的经济状态来考量。对于有医疗保险的患者，还要尽量应用医保能够报销的药物。第四，治疗方法尽可能简单，如果太复杂就容易弄错，不宜选用，尤其不适合老年患者。第五，核心的问题是合理。所谓合理指的是什么？第一个合理指的适合患者，最贵的和最新的药物和方案不一定就适合患者。当联合用药时，药物之间要互相配合，扬长避短，这样更有效更经济，但同时要避免它的相互之间的不良反应。第二个合理就是花少的钱，达到最大的疗效。目前的理念就是治疗方法个体化，为每个人制订不同的方案，包括药物选择、搭配等。这里要考虑多种因素，如患者对于治疗的需求、他所在地域是否有这类药物、有没有影响他寿命的其他疾病、有没有严重低血糖等。现在很多患者听说张三用这个药很好，他也去用；又听说李四用另外一个药很好，他又改用另一个药。因为在很多患者眼里，他和别人情况一样。而且有些患者非常相信其他人的推荐。糖尿病的治疗绝对不能跟风，要听医生的建议。医生要根据你的血糖异常的时间段、血糖增高的程度、生活习惯、年龄、工作状态、饮食和运动治疗中有什么困难，考虑什么样的方案更适合。医生要参考患者的体重、有没有并发症、有没有高血压和血脂异常等因素，综合分析选择一个非常适合患者的药物。

用药其实最重要的就是安全，中国健康教育中心工作重点之一就是在全国推广合理用药，糖尿病患者合理用药的重点是什么？患者能为自己的合理用药做点什么？

糖尿病的合理用药的重点，第一要做好评估，在评估的基础上个体化的选择适合的药物。为什么要做好评估呢？因为每个人的情况不一样，不同年龄、不同体型、高血糖不同的严重程度，以及这个患者的胰岛功能情况，目前有没有并发症？是什么样的并发症？还有患者生活的便利性，一天吃三餐饭还是两餐饭，哪个药物更方便，更能坚持。第二是这个患者的经济条件。糖尿病是慢性疾病，治疗方法要让患者能够长期坚持。所以要根据这些种种因素，结合起来，选择安全性好、疗效确切，能够解决多种危险因素，能够长期坚持的方案。对于患者来说，要提供给医生全面的信息，如饮食习惯、运动习惯、血糖检查记录等。如果自己有血糖仪，可以给医生看仪器里的血糖记录。比方说打胰岛素的患者，治疗后一天的血糖变化怎么样，包括早、中、晚甚至于半夜里的血糖。那么医生根据血糖就知道胰岛素剂量合适不合适。但是如果每天注射三四次胰岛素，可是给医生提供的只是每天早上的血糖，其他时间血糖都不知道，像这种情况，医生很难把胰岛素调好，因为很有可能早上调好了，下午不好，晚上不好，半夜里不好。所以要提供客观的、全面的信息。第二是自己的行为要规律。当然还要从其他方面评估，比方说有没有肾的问题，有没有胃肠道的问题，比方说有的患者做了胃肠手术的，如果选药物在胃肠道里发挥作用就不太合适。如果肾有严重问题，我们选需要从肾排出的药物，就出现药物在体内蓄积，甚至伤及肾或反复发生低血糖。

我曾经到过四川的一个山区，有个患者打了胰岛素，可是十几年以后眼睛失明了，我问他胰岛素怎么打的。他从第一次看病起就是医生给他制定的剂量，从来没有复查过，也从来没有检查过眼底。须知，一个人打了胰岛素当时是有效的，但不等于5年、10年后都有效，因为患者的病情在变化、胰岛功能在减退、人体在衰老等。还有的患者害怕吃药，他就控制饮食，达到饥饿疗法的程度。他认为我饮食控制好了就可以不吃药。于是就节食，人体始终是处于一种饥饿状态，有的人甚至于骨瘦如柴，成了严重的营养不良。患者没有了抵抗力，高血糖未得到有效控制，糖尿病并发症也难以避免，有的患者还会合并其他的与营养不良有关的并发症如肺结核。我们也碰到有的患者不吃药，拼命运动。前几天我看了一个患者，他不到40岁，每天四五个小时就是走路，吃的特别少，最后搞得人非常瘦，非常疲劳，但血糖并不理想。这种情况下牺牲生活质量，但仍然会发生并发症。因此不能不顾一切的去节制饮食以求不吃药。我们主张，糖尿病患者的饮食、运动是基础治疗，每个人都要遵循的，在这个基础上如果血糖控制不好，要根据具体情况来选择药物。实际上药物的不良反应发生率是很低的，如果不用药就会造成严重高血糖。高血糖造成的后果是严重的，严重的高血糖患者可以百分之百发生急性和慢性并发症。而药物的不良反应发生率则可能千分之一，甚至万分之几，两相其害要择其轻。

很多患者认为西药有不良反应，因此想找中药来治疗。有一些中药能控制血糖，但还不能取代西药。而且，中药也是化学物质构成的，有的中药用的不合适会产生严重的不良反应。一些患者之所以不愿意吃药，是怕吃了药就停不下来，所以有的患者在吃药开始的时候，血糖比较高，用了一些药物后，血糖控制好了，于是他就停药，停药后血糖再次升高。有些患者甚至认为我不用药还啥事没有，治疗后不能停药，是因为服药造成的。这是不对的。如果不用药病情越来越重，最后出现并发症了，再用药就不是事半功倍了。另外，也有患者觉得能用口服降糖药物就坚决不用胰岛素，他并不重视用口服降糖药是否真正起到了降低血糖的效果。

**庄　丽：** 许多老年患者除糖尿病之外，还合并高血脂、高血压、心脑血管疾病等，同时口服多种药物，怎么样把握用药的先后顺序和时间间隔，能够减少和避免药物间的相互作用和不良影响？

**许樟荣：** 一般来说，各种药物先后顺序没有太大的影响。但是治疗消化道疾病的药物，有特殊用药的时间要求。抑制胃酸的药物要饭前用。大多数的药物，比方说抗生素、降压的药物，对时间要求不严格。口服阿司匹林和抗结核的药物会加重低血糖反应。有些药物会引起高血糖的，最常见的是肾上腺皮质激素。有些患者发生了免疫系统疾病，如类风湿关节炎、红斑狼疮等，还有些患者发生恶性肿瘤、支气管哮喘、肾移植手术后，需要长期应用肾上腺皮质激素；有些患者因为严重感染及一些特殊疾病如甲状腺功能亢进合并恶性突眼，需要应用大量肾上腺皮质激素的冲击治疗，这些都会使血糖明显增高。大量应用水杨酸类制剂，可能会引起血糖下降。药物治疗的互相影响是一门专门的学问，而且随着患者年龄的增长、疾病的增多，药物的相互作用问题就越来越突出。不断有一些新的药品进入临床应用，这些药物对血糖的影响和与其他药物的相互影响是医生们、药师们关注的话题。至于患者，不可能都去学习那么多的知识。要讲究医患互动，就是医生要主动告诉患者药品的作用、不良反应、服药的方法；患者也要把自己的疾病、正在服用的其他药物以及药物过敏史告诉医生。一个很简单的办法，把正在服用的药列张单子，告诉医生。例如，我除了糖尿病以外合并高血压、血脂异常，以往有过脑卒中，这是其他科室的医生给我开的药物，这些药物与降糖药物合用是否合适？医生需要综合考虑以上情况，给患者选合适的药物，既能降糖，又不会对其他的器官造成损害，也不会影响其他方面的疾病。如有的患者糖尿病合并高血压、高尿酸，我们就选一个不会升高血压又不会升高尿酸的，可能有保护糖尿病肾作用的一类降压药物，如沙坦类或普利类降压药。糖尿病合并肥胖、高血脂的患者口服二甲双胍可以降血糖，有利于减轻体重和不升高血脂。再如，患者曾在基层医疗单位看病，要告诉内分泌科医生自己全面的情况，防止重复开药，或者应用互相干扰的药物。在大医院就诊，各科室都有彼此形成网络的计算机系统，医生可以在网络上看见患者所有检查结果和治疗药物。但有些患者千里迢迢，从老家来到大城市大医院看病，没有带以前的病历和检查结果，自己记不清以前检查的结果和诊断。这就需要在大医院重新检查一遍，既耽误了时间还浪费了金钱。如果医生匆匆忙忙处理，还可能用药不当。

　　有些患者很细致，有糖尿病日记，记录了自己锻炼、饮食、服药和各种检查结果，甚至有能力的患者，会将自己的血糖、血压变化制成表格和曲线图供医生参考。作为临床医生，我们非常赞赏这样的功课。但是，我国许多大医院人满为患，医生十分繁忙，一个专家每小时看10个患者，普通医生就更忙了。现在各个医院的门诊有几种，如普通门诊、专家门诊和特需门诊。如果患者情况非常特殊，疾病多、诊断和治疗中有许多问题，用药非常多，希望大夫讲的时间长一点，可以看特需门诊。大夫用20～30分钟来解决问题。当然也还需要一些必要的检查，所以有时要反复几次看病。如果经常看一个专家，情况比较熟悉，花费时间要短一些。现在有些医院开展联合门诊服务，就是挂一个综合号，比较方便地由几位相关专科的专家共同诊治，如糖尿病、心血管、眼科、肾科等专科大夫共同会诊。当然，多学科联合门诊的挂号费要贵一些，但是，对于一些从外地来就诊的疑难复杂病患者而言是物有所值的。

目前，我国许多医院实行了临床药师制度，就是由临床药师从药理学角度对患者的用药进行指导帮助。在我国台湾的某些医院，药师可以管理医生的处方，发现不合理联合用药要与医生讨论进行更改，还对患者提供咨询服务和帮助，解决患者在用药时的困惑，例如服药时间，甚至中药与西药的联合、生活中药膳的搭配等。当然，这要收一定的费用。北京和其他城市的医院也有临床药师的免费服务。现在有些社会药房也允许患者购药，但是他们的药师质量是良莠不齐的。在国外的一些医疗单位甚至医院里没有药房或只有规模很小的药房，门诊患者用药是医生开处方后在药店买药，国家医疗保险报销患者在药店买药的费用，患者只要告诉药店工作人员自己的医保号码，就可以付费了。这些国家的社会药房的药师资质是比较高的，是执证上岗的。

许多患者治病心切，恨不得一天之内治疗好所有的病。还有些患者害怕肝、肾出问题，担心口服降糖药物伤肝和伤肾，希望吃一些中药预防。其实，合理用药不会伤害肝肾。我们口服的药物都要通过肝代谢，如果盲目口服大量的保肝保肾药物反而会伤害肝肾。

**忘记服药怎么办？**

庄　丽：坚持药物治疗很重要。但是老年糖尿病患者，难免会出现忘了服药，这种情况怎么办？

**许樟荣：**这种情况很常见。忘记服药也可以补救。有的人服长效降压药和降糖药物，他每天都应该早上起来服1片，他早上忘了，中午如果记得再服上1片就可以了，一般不会有什么影响。如果是短效的降糖物，每天吃3次，早餐前的忘了，中午照常吃1片就行了，不要因早晨忘服药而中午多吃1片，这样比较有风险。最好自己监测一下血糖。如果忘记服药后血糖没有影响，就不要补了。偶尔忘记吃药问题不大，因为药物的排泄有一个半衰期，偶尔忘一次问题并不大，但经常忘记服药，疾病会出现反复，像出现高血糖、高血压的反弹。维生素类、营养神经的药物忘记了没有影响。忘了注射胰岛素就吃饭了，如果注射胰岛素类似物或者短效胰岛素，可以立即补上。如果进餐后2～3小时才想起来，就测一个血糖，如果血糖确实比较高，可以再补一点胰岛素，如果血糖不高，或者是稍微高一点，你就可以不管它。什么情况下补充胰岛素，补充多少呢？如果血糖在15mmol/L以上，补充6～8U胰岛素就可以了，下次治疗不变。假如到了下一餐才想起上一次胰岛素忘了注射了，要检查血糖，再决定胰岛素用量的改变。如果是注射长效或者中效胰岛素，及时补上就可以了，如果注射的是预混的人胰岛素（诺和灵30R，50R；优泌林70/30）忘记早餐前了，午餐前可以注射或减少剂量，午餐后和晚餐前检查血糖，决定是否增加胰岛素剂量或加餐。

再有些特殊的药品，如果忘了，出现什么特殊情况，需要咨询熟悉自己的医生。总而言之，从来都不忘掉服药的患者几乎没有，学会怎样处理很重要，想办法不忘记最好。调脂的药物、维生素类的药物、降尿酸的这一类的药物，偶尔忘掉一次问题不大。但是如果是降血压的、治心脏病的药物忘记吃，自己要做监测，可以检查血压、血糖等，注意心脏的不适反应，然后根据情况处理。另外，还要注意避免重复吃药或者注射胰岛素剂量错误，比方，注射了2次胰岛素。比较合适的方法是提前把每次药物分装好，写好标志。目前有的胰岛素笔有智能装置，提示患者前次胰岛素用量。重要的一点是家里年轻人提醒老年人服药，把胰岛素或者药品放在显眼的地方。有智能手机的，可以设提醒服务。还有些老年朋友有简单的方法提醒自己：在餐桌上放个小牌牌，写上：注射胰岛素，或者吃药了吗？什么时候容易忘记用药呢？一般是急急忙忙外出、家里请客、外出吃饭等。

# 第十四讲　胰岛素治疗

### 发现糖尿病以后必须马上服药或者注射胰岛素吗？

庄　丽：2010年糖尿病的流行学调查结果指出，在当前糖尿病患者中，仅有25.8%的患者在接受治疗，也就是说占患者总数的约1/4，在接受治疗的人群中有39.7%的患者获得良好的血糖控制，这个大概也就是说在1/4接受治疗人群当中，大概只有四成左右的人获得良好的血糖控制，这是什么原因呢？

许樟荣：接受治疗指患者确诊糖尿病以后，按照医生的医嘱，进行饮食、运动或者药物治疗。不一定只是药物治疗，初期的糖尿病患者血糖不太高，或者比较胖，通过饮食控制、适当运动，把体重减一点儿，血糖就能正常，这也是治疗。按照糖尿病防治指南的要求，初发糖尿病患者应该通过合理的饮食和运动治疗，根据结果再决定是否应用药物。有些患者认为治疗就得用药，如果医生仅告诉他如何控制饮食和适当运动而没有处方药物，患者就很不满足。这种认识并不准确。对于糖尿病和许多类似慢性疾病来讲，建立合理的生活方式是治疗的基础，如高血压、高血脂等。这个调查提到的药物治疗的有效性、达标率，就是说所有服用降糖药的患者中，能不能把血糖控制得比较理想的比率。血糖控制的理想指标是因人而异的。如果以糖化血红蛋白作为标准，一般患者要求控制在7%以下。我国的指南对于血糖控制标准也有变化，以前的指南要求糖化血红蛋白在6.5%以内，最新的指南要求在7%以内。这是因为考虑到部分患者不适合血糖太低的因素。我们对不同人群规定了不同的血糖控制标准。治疗没有达标是指已经服药或者胰岛素治疗后，患者的血糖控制没有达到控制目标即糖化血红蛋白＜7%的患者比率。还有一个为糖尿病的知晓率。知晓率就是说患者是否知道自己有糖尿病。很多患者是做了检查以后，才发现自己有糖尿病。我国知晓率不是很高的，知晓率大概有60%，就是说还有40%的人不知道有糖尿病。这反映了社会和公众对于糖尿病的重视程度。许多人已经有了糖尿病的症状，却没有想到需要检查血糖。糖尿病高危人群也并没有充分认识到糖尿病的危险。当然，2型糖尿病的发病比较缓慢，很难在第一时间诊断，但是对于已经发现血糖增高的患者，有糖尿病早期症状的患者不能被及时诊断就遗憾了。我们建议患者，在体检时、在偶然检查时发现空腹血糖超过6.1mmol/L，随机血糖超过11.1mmol/L，一定要到医院进行复查。

还有一个指标为治疗率，就是需要治疗的糖尿病的患者中已经接受治疗的人数比率。我们国家有30%的治疗率，也就是讲，100个应该治疗的患者中间有30个患者接受了治疗。实际上在很多偏远地区和农村，很多人因为糖尿病的知识匮乏、经济问题等原因不治疗，治疗率可能远没有达到这个30%。现在许多农村富裕起来，农民摆脱了繁重的体力劳动，农民也去工厂上班了，有些地方农民办了家庭农场、民俗村、农家乐等旅游项目，有了很好的收入。甚至有些农民得到大笔的拆迁款，一夜暴富。但是他们的健康意识还薄弱，所以农村糖尿病的发病率迅速增高，而治疗率不高、达标率更低。除了血糖的达标率，还有血压和血脂达标率。我国的有关调查显示，糖尿病患者的高血压的治疗率为67%，达标率不到30%；血脂的治疗率为50%，胆固醇的达标率只有36%。一般而言，大家对于高血压重视要强一些。很多患者能够坚持口服降压药物，经常监测血压。降糖和调脂的治疗要差一些。糖尿病患者要把血压、血糖和血脂控制好，这个叫综合达标率。血糖、血压和血胆固醇这3项都达标的，我们国家只有不到7%。所以这个综合达标率是很低的，达标率低意味着什么呢？这意味着我们这部分患者将来发生糖尿病并发症的概率很高，证明我们对于糖尿病的管理还不全面。根据长期的观察，许多糖尿病患者是因为心血管疾病去世的。单纯控制血糖不能减少心血管疾病的发生。只有控制血糖、血脂和血压"三管齐下"才能奏效。

**胰岛素非用不可吗？**

庄　　丽：提起药物治疗安全性问题，胰岛素更是一个让大家觉得盲区多、误区多的药物。第一个问题是什么情况下需要用胰岛素？也就是使用胰岛素的指征。

许樟荣：第一种情况1型糖尿病是必须应用胰岛素的。什么叫1型糖尿病呢？就是多发于青少年、起病比较急的糖尿病，这些患者胰岛功能非常差，出现严重的高血糖。很多人合并酮症酸中毒，不用胰岛素这些人就可能死亡。1921年，科学家在动物胰腺里提取了胰岛素，1922年年初开始应用于临床。有了胰岛素以后，糖尿病患者的寿命明显延长了，过去如果一个10岁的人得了糖尿病，他活不到1年，有了胰岛素以后，大量的1型糖尿病患者才能活下来。1型糖尿病被称为胰岛素依赖性糖尿病，在芬兰、丹麦等北欧国家发病率高。我们国家1型糖尿病约占所有糖尿病患者的5%。这些患者就必须一辈子用胰岛素。要依靠胰岛素控制好血糖，患者才能够活下来并活得很好，与健康人一样，可以做很多的事情，其寿命和生活质量都可以不受严重的影响。

第二种情况，就是2型糖尿病患者口服降糖药效果不好、药物原发性失效或者继发性失效的就需要加用或改用胰岛素治疗。大部分2型糖尿病患者随着病程的延长，胰岛功能会逐渐衰退。

确诊糖尿病起初，用口服降糖药是有效的，约10年、20年以后效果就差了，这部分患者就要改用胰岛素或者口服降糖药加用胰岛素。

第三种情况，2型糖尿病患者并发急性的疾病，如2型糖尿病患者突发急性心肌梗死、脑血管意外；合并肺结核、严重的肾病、严重的眼底病变以及合并外科疾病需要行手术治疗；这些情况下应尽快控制严重的高血糖，这时要用胰岛素。2型糖尿病患者特别消瘦、老年患者发生严重营养不良等也需要注射胰岛素。因为严重消瘦或者营养不良造成糖尿病患者体质下降、抵抗力减退、人也无精打采，影响到正常工作甚至生存。应用胰岛素可以增加体重，改善体质，且能避免口服降糖药物的不良反应。除了这些情况以外，还有一类患者就是妊娠糖尿病需要胰岛素注射。妊娠糖尿病患者在妊娠前是健康的，怀孕以后血糖高，在饮食和运动治疗后不能控制高血糖者，一般不用口服降糖药，必须应用胰岛素。还有一类患者在妊娠前就患糖尿病，这其中大部分是2型糖尿病。即使她在妊娠前口服降糖药物可以使高血糖得到控制，但在妊娠后也必须用胰岛素控制高血糖。怀孕期间的高血糖对孩子是有影响的，可以导致胎儿生长过度，形成巨大胎儿（4kg以上）；对胎儿生长和分娩的过程也有影响，包括发生胎儿畸形、前置胎盘、胎盘早剥、新生儿发生呼吸窘迫综合征及新生儿黄疸等。小孩出生后容易发生低血糖。良好地控制孕妇高血糖可以降低孕产妇围生期并发症和确保新生儿安全。

总体上说，我国的糖尿病患者接受胰岛素的程度还很不够。一些调查结果证明，城市里的糖尿病患者中大概有不到20%的患者用胰岛素或者是口服药物加用胰岛素，在农村地区就更少了，在全国来说，可能只有不到10%的2型糖尿病患者接受胰岛素治疗。在发达国家，约接近1/2的2型糖尿病患者接受胰岛素治疗（包括单用胰岛素和口服降糖药加用胰岛素），如此才能使糖尿病患者的血糖控制基本达标。妊娠糖尿病妇女胰岛素治疗在城市里基本能够做到，农村患者的条件就比较差，胰岛素应用并不普遍。几天前我到青岛附近的一个县市级医院去查房，会诊一个妇女，她怀孕的时候发现血糖很高，但她没重视，也没有用胰岛素，后来就流产了。目前在大中城市甚至农村地区，凡是怀孕妇女都应该检查血糖，这是国家要求的基本的产妇检查项目，在怀孕24～28周时接受血糖筛查。有糖尿病危险因素的孕妇的筛查血糖时间则需要提前，如在18周时就需要做糖耐量检查。如果发现血糖异常，要按照妊娠糖尿病临床处治指南的要求进行治疗。我曾见过一个糖尿病妇女多次妊娠都没有能正常分娩，因为每次怀孕到一定阶段，她就出现剧烈的妊娠呕吐以致发生严重的酮症酸中毒，不得不做流产手术。

**怎样才能用好胰岛素？**

在使用胰岛素的时候，需要注意哪些问题呢？第一要注意纠正不良行为，形成良好的生活规律。要保持饮食、运动和药物这三者之间的平衡。医生为患者制定的胰岛素剂量是固定的，根据血糖情况决定剂量，这就要求患者饮食和运动相对固定。如果吃多了，胰岛素剂量就显少了，就容易高血糖；而吃少了，则胰岛素剂量相对多了，又容易发生低血糖。运动量大，血糖消耗多，胰岛素相对多了；而不运动则胰岛素剂量就相对少了。饮食、运动和胰岛素之间形成三角形。三者互相兼顾，三角形就稳定。某一个因素改变，其他因素都会变，如果今天确实不想吃饭，胰岛素就要减量，然后要做血糖监测。注射胰岛素要注意血糖监测，胰岛素注射量越大，次数越多，血糖监测次数越要多。如每天注射3～4次胰岛素的，每周要做1天血糖监测，不仅是测空腹的血糖，早饭后、午饭后、晚饭后都要测，有时还要检查夜间血糖。通过多点血糖监测，了解一天里的血糖谱，然后使胰岛素的调整适合整个血糖的变化，达到全天血糖的良好控制。血糖不稳定者检查血糖次数要增加，如果是注射长效胰岛素，同时口服降糖药物，重点检查空腹血糖。有时同样胰岛素的剂量，同样的生活环境下，也会出现血糖的不稳定。因为血糖不稳定还有其他因素。如晚上睡觉做梦、失眠，血糖会升高。腹泻、感冒了，血糖也会有改变。出现这种特殊情况的时候，要加强血糖监测，需要及时调整胰岛素的剂量。如果是偶然出现的问题，不要着急去调整，可以再观察一天看看。如偶尔出现一点儿头晕恶心，饭后血糖稍微高一点，不要着急，可以第二天再观察血糖。有时候一个人的生活很难做到始终如一，偶尔出现的事件对生活没构成严重影响，事件很快消失，心情平复，生活节奏恢复正常，血糖和血压都自动归位。如果血糖持续增高，那就要调整胰岛素剂量了。有些患者掌握了很多糖尿病知识，知道血糖高了，胰岛素加一点儿；血糖低了，胰岛素减一点儿。自己调整几天效果不好，要找医生处理。糖尿病患者不能完全依赖医生，但是也不能太过自信，讳疾忌医。

### 了解五花八门的胰岛素

胰岛素的种类从来源上看，分动物胰岛素、人胰岛素、胰岛素类似物。30年前医生用的胰岛素是猪、牛胰岛素，都是从猪和牛胰腺里面提取出来的胰岛素，由于和人胰岛素结构上的差别，动物胰岛素可以引起人的一些过敏反应。20世纪80年代开始用人胰岛素，就是基因合成胰岛素，它的结构与人胰岛素一样，不需要从动脉胰腺中取得，药物免疫反应就很少了，而且大批生产，满足市场需求。20世纪90年代开始有了胰岛素类似物。胰岛素类似物是改变了胰岛素某个氨基酸，使胰岛素发挥作用非常迅速，或者非常缓慢。前者注射后5～15分钟发挥作用，持续4～6小时，称为速效胰岛素，常用的有门冬胰岛素（诺和锐）、赖普胰岛素（优泌乐）。而后者作用时间持续24小时，常用的有甘精胰岛素（来得时）、地特胰岛素（诺和力）。按照胰岛素的作用时间又分好多类：短效胰岛素，注射胰岛素后20～30分钟起作用，1小时左右到高峰了，4～6小时作用缓慢下降，所以注射短效胰岛素的很多患者要每天注射3次，甚至4次；中效胰岛素在注射后2～4小时起作用，维持12～16小时；长效胰岛素，就是注射后作用可以维持24小时；超长效胰岛素，就是比一般的长效时间更长；超短效胰岛素，不用饭前30分钟注射胰岛素，吃饭时就注射，马上起作用。

所以说用胰岛素的患者最理想的就是根据胰岛功能、血糖升高的类型、体型、年龄、有没有并发症等综合因素来选择胰岛素治疗方案。在胰岛素的治疗过程中把不同胰岛素组合，使血糖波动不要太大，不要大起大落，血糖在比较小的范围内波动，避免血糖波动对心脑血管的影响。再就是胰岛素注射要使患者方便。很多患者在用口服降糖药后，血糖控制得不好，晚上睡前再注射1次中效或者长效胰岛素就能将血糖控制得很好。还可以应用预混胰岛素，每天2次注射等。当然也有患者必须每天注射4次胰岛素，或者应用胰岛素泵才可能控制血糖。最后一点我们还要考虑到患者的经济承受能力，胰岛素既要用得起又要用得好，这样患者能够长期坚持。这都是我们在临床治疗中需要注意的问题。

这么多种胰岛素如何选择呢？医生为什么选择这种胰岛素而不是其他类型的呢？

选择胰岛素第一取决于患者自身的胰岛功能。如果这个患者胰岛功能很差，我们就要组合，用短效胰岛素来控制餐后血糖，晚上注射基础胰岛素控制夜间和空腹血糖。就是我们常用的方法"3＋1"方案。现在，睡前注射的长效胰岛素大多选用超长效的基础胰岛素如甘精胰岛素、地特胰岛素，因为这类胰岛素降糖作用持续稳定、不容易引起夜里低血糖。如果患者胰岛功能还保留了一些，胰岛素分泌不足，可以在口服降糖药的基础上加基础胰岛素睡前注射，控制夜里和空腹血糖。口服药物控制餐后血糖。一些患者空腹和餐后血糖都明显增高，可以在早餐前和晚餐前注射2次预混胰岛素，这种胰岛素既含有短效的胰岛素，又含有中效的胰岛素。预混胰岛素按照各种胰岛素比例的不同而又有不同的名称。依照其含有的是短效还是速效胰岛素，分为人预混胰岛素和类似物预混胰岛素。人预混胰岛素为：诺和灵30R，即30%的短效胰岛素和70%的中效胰岛素；诺和灵50R即50%的短效胰岛素和50%的中效胰岛素；优泌林70/30指30%的短效胰岛素和70%比例的中效胰岛素。类似物预混胰岛素为：诺和锐30指30%门冬胰岛素，70%中效胰岛素；诺和锐50则为50%门冬胰岛素和50%中效胰岛素。优泌乐25为25%赖普胰岛素，75%中效胰岛素，优泌乐50指50%赖普胰岛素和50%中效胰岛素。当早餐前注射了预混胰岛素后，短效或者速效胰岛素控制早餐后血糖，中效胰岛素控制午餐后血糖，而晚餐前注射的胰岛素除了控制晚餐后血糖，还控制空腹血糖。这种胰岛素适合有一定胰岛功能的患者。因为如果患者一点胰岛功能都没有，这种预混胰岛素就不能满足全天良好控制血糖的需要。如果午餐后血糖高，其他时间血糖控制的好，可以在午餐中增加阿卡波糖1片，或者其他这类的药物，使患者中午的饭后血糖能够控制下来。

**胰岛素注射位置有哪些？**

庄　丽：来上节目之前，我做了一个功课，说身体上有4个部位可以打胰岛素，其中最常用的就是在腹部，选好腹部这个区域，有一个办法，就是用拳头对准自己的肚脐，在这个拳头向下的位置，这个是腹部注射的安全区域。另外好像还有一个方法是两个大拇指对齐肚脐，下面的示指和大拇指成90°，夹在中间的这样一个三角区域内是安全区，我说的对吗？

许樟荣：注射胰岛素最常用的部位确实是腹部，腹部围着肚脐注射都可以，而且打胰岛素不要局限在一个部位，每次注射可以隔开2cm。或者这周在脐左侧，下周在右侧。还有大腿外侧、上臂，都可以注射。不同部位注射对血糖有影响。注射在腹部吸收比较快。如注射胰岛素在大腿，注射后走路，下肢血流增快，胰岛素吸收快，血糖下降快。但是运动对于腹部注射的胰岛素吸收速度没有影响。现在有很多供胰岛素注射用的注射位置图，可以参考。注射胰岛素后要注意预防局部硬结。方法是注意无菌操作，及时更换位置，及时更换注射针头。许多人以为每次注射后更换一次针头舍不得，这没有必要。针头多次应用的危险是容易折断，针头容易阻塞，注射时也痛。与安全比较，在针头上的花费不贵。

# 第十五讲　选择适合自己的药物

**庄　丽：**胰岛素与口服降糖药相比，有哪些优势？它们各自的特点是什么？

**许樟荣：**胰岛素的优势是降血糖作用强，在任何情况下都能够发挥作用。如患者出现肝病、肾病、急性感染、呼吸衰竭、严重外伤等危急重症时都能有效降血糖，没有药物的禁忌证。我从事糖尿病临床已经30多年，从没有见到一例糖尿病患者在用了胰岛素后血糖不降的。与口服降血糖药不一样的地方是胰岛素治疗没有最大剂量的限制。任何口服降血糖药都有最大的用药剂量和有效的降血糖程度，以糖化血红蛋白的降低为标准，胰岛素增敏剂降低0.5%左右，磺脲类和二甲双胍降血糖药可降低1.5%，α糖苷酶抑制药为0.5% ~ 1.4%。这就是说，口服药物达到最大降血糖效果后不会因为增加剂量而提高效果，反而会增加药物的不良反应。胰岛素应用剂量没有限制，目前并没有报道胰岛素用量的极限量。其作用是任何口服降糖药都替代不了的。这是胰岛素的一个优势。对于1型糖尿病，胰岛素是生理性的补充，因为1型糖尿病患者的胰岛衰竭了，胰岛素绝对缺乏，需要由体外补充胰岛素。有些严重的早期2型糖尿病患者，虽然刚发病，血糖很高，早期运用胰岛素能迅速改善胰岛功能。用了一段时间以后，胰岛功能充分恢复，胰岛素可以停用。由于胰岛功能改善，部分患者可以改为口服降血糖药物进行治疗，有的患者甚至可以完全不用降糖药，通过控制饮食和运动都能很好地维持血糖正常。很多2型糖尿病患者，经过10年以上的病程，胰岛功能逐渐衰退，也必须应用胰岛素。但是因为自身存在部分胰岛功能，所以血糖控制会相对容易一些。至于2型糖尿病患者的胰岛素需要量，每个人都不一样。因为2型糖尿病患者存在胰岛素抵抗，所以胰岛素剂量会比较大，如果患者合并肥胖，也需要比较大剂量。

从经济学角度上看，注射胰岛素有时比用口服降糖药便宜。例如，一个人要用3种降糖药，1个月也要500～600元，而即使用最好的胰岛素，如果剂量不是很大的话，也贵不了多少。胰岛素治疗的消费还包括胰岛素笔和针头。一个胰岛素笔可以长期用，消费不多。有些胰岛素还自身带笔，也消费不多。胰岛素是个双刃剑，可以降低血糖，也能够伤害患者，就是容易出现低血糖。应用胰岛素的患者，完全不发生低血糖是很少的。血糖控制越严格，低血糖发生率就越高。还有部分患者用胰岛素后体重增加。胰岛素的过敏现象相对少见，最常见的就是皮肤以下有硬结和皮疹。也有出现全身过敏性皮疹的。极个别的患者可以发生胰岛素严重过敏。

注射胰岛素毕竟不太方便，注射胰岛素的患者更要自律，要严格控制饮食，适当运动，检查血糖也要更频繁。患者要多学习糖尿病的知识。胰岛素降糖效果迅速，如果吃饭少了，会出现低血糖。而未能够控制饮食，或者不运动，血糖也会增高。所以注射胰岛素的患者要加强自我管理。胰岛素的剂量根据血糖情况进行调整。做不到以上这些，胰岛素应用有风险。很多人认为用胰岛素就是说明自己病情严重，口服药控制血糖很差才不得不用胰岛素，当然这是一个错误的认识。很多人视胰岛素为毒品，恐避之不及。不能说用了胰岛素就会产生依赖性，有些人长期应用胰岛素是因为他合并严重并发症，或者存在不能应用口服药物的疾病，如肝硬化、肾衰竭、严重心脏疾病等。

**怎么样看待糖尿病患者应用保健品？什么样的糖尿病患者需要使用保健品？**

对于绝大多数糖尿病患者而言，没有必要使用保健品。我们正常人在正常饮食的情况下，什么都吃，又没有什么消化系统的病变，没有什么其他的影响消化吸收的问题，维生素、矿物质都不缺乏。一般的保健品适用于一部分由于某种原因得不到合理的营养，造成某种营养缺乏，如有的人偏食，缺铁造成贫血；有的人不吃蔬菜造成维生素的缺乏；还有的人由于特殊情况。例如做胃肠道的手术以后，可能造成消化吸收的障碍，这样造成某些成分的缺乏。老年人需要补充钙片和维生素D，预防和治疗骨质疏松。要根据每个人具体缺什么来选择合适的保健品。糖尿病从本质上来说不是一种营养缺乏的疾病，所以它不需要保健品。现在很多广告有误区。有的说糖尿病患者不吃药不打针，吃了保健品他能够更健壮，能够治好糖尿病。甚至有的不法商人在保健品里面兑上降血糖药售给患者。实际上，广告法不允许夸大其词的宣传，但这种夸大其词的宣传屡禁不止，非常害人。有些商品是食字号的，它是食品，不是药品，不能用于治病。健字号的产品吃了以后可能对于某种情况有利。骨质疏松的患者吃含钙和维生素D的牛奶有效，是一种食物补充，治疗要靠补钙和维生素D。希望我们的患者树立健康的理念，对于疾病采取科学规范的治疗。

**现在临床上糖尿病的用药主要有哪几大类？它们降低血糖的途径，有哪些优缺点？用药过程中需要注意什么样的问题？**

**许樟荣：**第一类为磺脲类药物，格列齐特（达美康）、格列本脲（优降糖）、格列吡嗪（美吡达），还有格列美脲等。磺脲类药物主要是通过刺激胰岛细胞分泌胰岛素，胰岛素分泌量增加了，控制血糖更有力。所以用磺脲类药物要有一个基本的前提，就是患者自己要有胰岛功能。如果没有胰岛功能，就不能刺激胰岛细胞了。这一类药对大多数患者有很好的作用，降糖的力度也是比较强的。可以降低糖化血红蛋白1%～2%。但是这类药物发生低血糖的概率要高一些。还会引起体重的增加。很少的情况下患者会对这类药物发生过敏。

第二大类药物是我们最常用的二甲双胍。2型糖尿病患者首选的口服降糖药就是二甲双胍，目前被全世界许多国家，包括中国的糖尿病临床指南都推荐为首选的降糖药物。这类药物有个特点，就是改善胰岛素的作用，促进葡萄糖在肌肉组织内酵解，抑制肝糖的分解，使周围组织对胰岛素更敏感。二甲双胍单用不会引起低血糖，可以减轻体重，有的人用了以后体重没有变化，不增加体重。这个药物对于心血管系统有一定的保护的作用。另外，二甲双胍也可以降低某些肿瘤的发生率。当然不能用来治疗和预防肿瘤。药物的不良反应是消化道方面的不适，恶心、胃部不适和腹泻。

第三类药物是α糖苷酶抑制药。在我们国内用得更多的就是阿卡波糖，还有伏格波列糖。这类药物主要是抑制了肠道分解葡萄糖的α糖苷酶，影响了糖的吸收。这类药物主要针对降低餐后的血糖。我最近碰到一个患者，咨询阿卡波糖加到每餐100mg为什么空腹血糖还是高，我告诉他，降低空腹血糖还需要其他药物，用阿卡波糖目的不是为了降低空腹血糖。这类药物不会引起低血糖，也不会增加体重。

第四类药物也是促进胰岛素分泌的。常用的药物瑞格列奈，商品名为诺和龙，还有那格列奈，商品名为唐力。这类药物比磺脲类药物作用时间更快，持续时间短，降血糖效果好，引起低血糖的发生少。如果进食，就在进食前服药，如果确定这餐不吃了，就不要吃药。这里要澄清一个误区，有人认为诺和龙是口服胰岛素，其实只是药物的商品名与胰岛素相近而已，不能作为胰岛素的代用品。

第五类药物为胰岛素增敏剂，主要有罗格列酮和吡格列酮。这类药物能增加对胰岛素的敏感性，除了能够降血糖，对于血脂和血压的调整也有作用，比较适合于糖尿病合并高血压和血脂异常的患者。但是会增加体重，可能是把腹部脂肪转移到皮下，所以对胖的人是有好处的。因为皮下组织脂肪多一点对人体影响不大，腹部脂肪增多不是好事。腹围大是影响人寿命的重要因素。但这类药物有个很大的问题，对心功能不好的老年人，会加重心力衰竭，提高病死率，另外它会增加老年妇女骨折的发生率。所以这类药物不能作为一线用药。

除了这五大类以外，最近几年又有新的一类药物，称为GLP-1受体激动药和DPP-4抑制药。GLP-1受体激动药国内现在用的有2种，一种叫作艾塞那肽（又叫百泌达），还有一种叫利拉鲁肽。这类药物好处很多，可以促进胰岛素的分泌，同时抑制胰高血糖素的分泌，能够降低血糖。体外实验说明，该药还可以促进胰岛细胞的再生，抑制其凋亡。这类药物还可以减轻体重，还有轻度的降低收缩压和降低血脂作用。这类药物用了以后能抑制食欲，对于肥胖的不能抑制食欲的糖尿病患者非常合适。GLP-1受体激动药注射3 ~ 4个月，大部分胖的人可能减少5 ~ 6kg体重。它的不良反应主要是头晕、恶心，有点儿胀气、反酸等，但是大部分人是能够耐受的。这种药物有一个很大的问题就是太贵，用1个月大概要花到1500元，目前要自费，所以好多患者用不起。这种药物必须注射，不能口服。另有一类新的药物为DPP-4抑制药，其基本作用是抑制了体内分解GLP-1的酶，来提高GLP-1的水平，导致胰岛素的释放，也可以抑制胰高血糖素。该类药物是可以口服的，如同磺脲类的药物一样，可以促进胰岛素分泌，但它还可以抑制胰高血糖素分泌，降低血糖。这一类药物不会引起低血糖，对体重没什么影响。

**庄　丽**：血糖剧烈的波动选择什么药治疗好？

**许樟荣**：与口服降糖药物比较，注射胰岛素的患者血糖波动会多一些。需要我们利用糖尿病的知识分析血糖变化的原因，当排除了非药物因素后，需要调整药物剂量，如空腹血糖异常，需要调整睡前的长效或者中效胰岛素，而早餐后血糖异常，要调整早餐前胰岛素。午餐后血糖异常的患者，如果是注射每天4次胰岛素的，要调整午餐前短效或者速效胰岛素，如果每天2次注射预混胰岛素的，需要调整早餐前胰岛素。晚餐后血糖异常的调整晚餐前胰岛素。每次调整多少呢？这与血糖水平有关，2～3天调整1次。如果自己调整胰岛素剂量没有把握，要请教医生。记糖尿病日记是个好方法，可以记录每天的饮食、运动、血糖监测数值和感觉等。时间长了可以摸索出适合自己的饮食方法、运动模式，知道低血糖的先兆、日常生活和血糖的关系。如有些患者想知道我能不能吃点喜欢的零食？我游泳后血糖会降低吗？监测血糖就知道了。剧烈的血糖波动最好进行动态血糖监测，可以知道没有知觉的血糖波动，根据血糖情况进行比较精准的治疗。胰岛素注射的方法是否正确、注射的局部是否存在硬结等都会影响血糖的稳定。因此有时要咨询专科护士。

我们经常看到一些患者因为血糖波动产生了焦虑、不安。尤其是希望血糖控制完美的老年患者。这种焦虑也影响血糖的稳定，造成高血糖。因为人在焦虑状态下交感神经兴奋，血糖升高。

要寻找血糖波动的原因，可以进行动态血糖监测，可以了解血糖波动的规律，及时处理低血糖和严重的高血糖。

血糖监测对于注射胰岛素的患者十分重要，尤其是施行强化治疗的患者。这种患者大部分应用多次注射胰岛素，甚至胰岛素泵，没有良好的血糖监测，这种胰岛素强化治疗只能增加危险。药物治疗的患者，如果患者血糖很稳定，血糖控制的很好，血糖监测每天做1次，1周1～2次就可以了。对于原本血糖控制好，最近病情变化的患者，血糖监测要多一些。刚刚出院的患者，从胰岛素治疗改为口服药物的患者，血糖监测次数要多些。因为在家里饮食、运动情况与在医院截然不同，生活没有在医院规律，饮食量会增加。而胰岛素治疗停止后改为口服药物，药物的作用会有个衔接，需要监测血糖。有些患者住院期间血糖控制非常好，出院后血糖升高了，原因是环境的变化所致。

有些患者需要连续监测血糖，多为特殊的患者，即特别严重的高血糖患者，如酮症酸中毒的患者、高渗昏迷的患者及出现严重疾病、进行大手术的患者。他们在医院要抢救，或者接受复杂的治疗，这些患者可能需要每天监测多次，甚至 1～2 小时 1 次，要把血糖控制好，使其安全度过难关。但大部分的患者不需要天天做多点的血糖监测。但是，当患者有特殊情况，血糖波动剧烈时，监测频率要适当增加。比方说妊娠妇女合并糖尿病，或者糖尿病妇女妊娠时，血糖监测的次数就要增加。现在的医疗保险还不能给予血糖试纸报销，但是可以到社区医院检查血糖。

关于血糖监测是否值得，我和我科护士长写过一篇文章，我们将血糖监测好的患者和不做血糖监测的患者 1 年的医疗费用做了一个统计。最后统计的结果是，血糖监测好的患者血糖监测费用花费多，但是他们并发症发生少，住院次数少，总费用还是减少了，节约了住院费用。血糖控制到位，很多并发症可以避免发生，所以从长期的效果来看是省钱的。自己监测血糖比较方便，对自己的病情了解也多一些。

# 第四章

# 糖尿病并发症

## 第十六讲　如何保护心脏和脑血管

**庄　丽：**许教授，我们如何预防糖尿病并发心脑血管疾病？如何发现心脑血管并发症的早期信号，发生心脑血管疾病危重的时候应该怎么样应对？我们知道，70% ~ 80%的糖尿病患者最后都是死于心脑血管并发症，这样惊人的数字告诉我们什么？

**许樟荣：**这个数字告诉我们，防止糖尿病患者的病死和残疾，一个非常重要的方面就是要预防心脑血管的并发症。当然，心脑血管疾病也是我们国家的非糖尿病患者重要的死亡原因。我们国人主要死亡原因是心、脑血管病变和肿瘤。这说明在一般的人群中间，心脑血管病变是威胁老百姓生命的最重要的原因，对于糖尿病患者来说，更是如此。因为糖尿病患者往往合并多种心血管危险因素，糖尿病患者中，尤其是城市患者，大概3/4的患者会并有血脂代谢紊乱，即所谓的高血脂；大概有1/2的患者是合并高血压，1/4的患者有蛋白尿；约有1/5的患者有心血管疾病，主要是冠心病；1/4的患者有脑血管疾病，主要是缺血性脑血管病。我们国家还有一个非常严重的问题，很多人吸烟，甚至包括青少年。许多患者合并高尿酸血症，这些都是心血管疾病的危险因素。这些数字背后隐藏了合并多种心血管危险因素的高危人群。糖尿病本身就是一个非常强烈的心血管病变的危险因素。所以我们要降低糖尿病的病死率，降低糖尿病的致残率，心血管疾病的防治是至关重要的。

心脑血管病变是可以预防的，在国外已经有很多成功的经验，国内也有这方面的报道。预防的关键从预防和控制危险因素开始，不能等到这个患者已经脑卒中、脑出血了，才开始预防就太晚了。所以预防就是干预危险因素，要加强这方面的控制。

我们把危险因素分为两种，一种是可以改变的，一种是无法改变的。无法改变的，如遗传背景。如果家庭里面，父母兄弟姐妹发生心血管问题者多，那么下一代患心脑血管疾病的机会也多。这个遗传因素，我们是没有办法改变的。但是遗传因素只是导致疾病的一部分原因，如果注意预防其他因素，就可以不发生心脑血管疾病。如现在很多人年纪轻轻就肥胖，合并高血压、高血脂等，而他们的父母还在农村劳动，60多岁了仍然很健康。他们没有把心脑血管病的基因遗传给孩子，孩子却发生了问题，所以我们现在很大的精力是花在可以控制的危险因素上。糖尿病患者血糖、血压和血脂控制良好，糖尿病许多并发症，包括冠心病、脑血管疾病和总病死率就明显下降。血糖控制良好并维持很长时间是有效的。在英国有一个著名的糖尿病研究，叫作UKDPS研究，选择了5000多例刚诊断为糖尿病患者，随机分配为两组，一组强化控制血糖和血压，就是努力使这些指标达到控制的目标。另一组是一般治疗，即如同平常的治疗。到1998年，10年的研究结束后发现，与一般治疗组比较，强化治疗组的眼底病变、神经病变、肾病变明显下降；但是大血管病变，例如包括心力衰竭，则没有达到统计学有意义的下降。然后继续治疗10年，此时所有患者治疗不再有区别，由当地医生决定治疗方案，但是，结果发现原先治疗好的强化治疗组患者的冠心病、脑血管病变、心力衰竭等明显低于对照组患者。就是说，早先的血糖控制良好持续发挥作用，专家称之为代谢记忆效应。血糖控制的效果需要长时间才能够体现，如果在糖尿病早期血糖控制不好，不良的代谢记忆也对将来产生坏影响。我国大庆的研究也发现这个问题，大庆的研究是针对糖耐量异常患者的。这些患者随机分配为严格控制组和一般观察组。严格控制血糖组采取饮食治疗和运动疗法，严格控制血糖组糖尿病的发生率明显减低。但是10年后观察心血管事件时发现，两组男性患者没有区别，女性患者的差别达到有统计学意义。到了20年的时候，严格控制血糖组心脏血管并发症发生明显降低，男性和女性都有明显的统计学意义的差别。

糖尿病患者控制高血糖不是一朝一夕就能看到效果，要长期保持血糖的稳定控制。现在心脑血管疾病的患者很年轻就发病，而且有的因为心脑血管病才发现有糖尿病。其实这些患者很早就有血糖异常，血糖增高是心脏疾病的帮凶。许多患者在糖尿病诊断前就有心脑血管疾病的早期异常，或者是心脑血管疾病的危险因素，如肥胖、高血脂、高血压等，这些因素也是糖尿病的危险因素。

3/4的糖尿病患者合并血脂异常，而且最常见的是混合性的血脂异常，就是高三酰甘油，同时又有高胆固醇血症。研究说明胆固醇比例增加了1%，心血管事件就增加了2%。胆固醇中最"坏"的是小而密的胆固醇，这种胆固醇升高了也很危险。小而密的胆固醇在血管壁上沉积，形成动脉粥样硬化的斑块，这种斑块不稳定，脱落了阻塞了心脏血管，就会发生心脏事件，堵在脑血管，会发生脑梗死。糖尿病患者中有3/4合并血脂异常，这就带来严重的心血管疾病的风险性，久而久之造成动脉粥样硬化和斑块形成，会发生多个血管病变。除了心脏、脑血管以外，还包括肾动脉、下肢血管，这些病变共同称为大血管病变。血糖的持续增高也加速了血管病变的进程，所以糖尿病患者就会发生心肌梗死、脑梗死等，甚至30多岁的糖尿病患者已经发生冠心病、心肌梗死。

我们国家有2亿~3亿的高血压患者，血压控制不好有极大的危害，如发生糖尿病微血管并发症、心脏肥大、大血管病变等。高血压还可以引起肾血管病变，肾动脉硬化斑块形成，肾严重缺血、肾萎缩、肾功能异常等；这进而又加重高血压。严重肾功能受损的患者会出现难以控制的顽固性高血糖以及严重的贫血、低白蛋白血症等。许多老年患者出现耳鸣、耳聋、眩晕和痴呆等，这些都与高血压密切相关。高血压的患者中患糖尿病的概率比较高。与糖尿病一样，我国人群中高血压的知晓率很低、治疗率也很低，治疗后许多患者并没有达到控制标准，即达标率低。

还有一个重要的问题是高尿酸血症。我国高尿酸血症患者很多，年轻人、中年人和老年人中都有高尿酸血症的患者。高尿酸可以引起肾结石，还会出现血管病变。高尿酸引起的足趾、踝关节红肿、疼痛，即痛风。痛风的反复发作可以导致关节畸形和破坏。高尿酸的发生一方面跟我们的饮食有关，喜欢吃高蛋白质的、海鲜和浓肉汤类的人，尿酸水平偏高。另一方面，就是有的人代谢尿酸的酶出了问题，在正常饮食时引起内源性尿酸高。另外，与尿酸排泄有关系，尿酸也是通过肾排泄，如果肾有问题，尿酸也可以增高。糖尿病患者中合并高尿酸血症还是比较多见的。有时轻微的诱因，如受凉、运动、外伤和饮酒等均可以引起痛风性关节炎发作。

很多糖尿病患者合并糖尿病肾病。糖尿病肾病最早的标志就是蛋白尿，蛋白尿的出现，意味着患者肾的血管内皮受到了损害，蛋白质从尿里漏出来。如果肾血管有损害，心脏血管和脑血管内皮都可以有损害。所以患者有了蛋白尿，就意味该患者心血管病的危险因素增加。

有一个完全可以控制的因素是吸烟，当吸进一口烟的时候，烟雾中有几百种的物质，其中有的物质就可以损害血管的舒张，引起血管收缩。曾经有报道，2个人打赌，能不能一口气吸20支烟、30支烟，结果一个人一口气不停地吸，吸了20多支烟的时候，他就猝死了，原因是大量吸烟心脏血管持续性的收缩，引起严重的缺血，这是真实的病例。说明吸烟对心血管影响是很大的，我国无论是大城市、中小城市还是农村，吸烟的人都是很多的，尤其是年轻人和未成年人吸烟是更严重的问题。许多患者进行了心脏血管介入，或者是下肢血管介入手术，手术后还吸烟就不好了，因为吸烟使已经扩张的血管阻塞。吸烟还可以诱发肺部疾病，如气管炎、肺气肿甚至肺癌。吸烟还可以诱发胃溃疡等。有很多人对吸烟的危害不以为然，认为这么多年都吸烟，也不难受。某某人吸烟一辈子也没得肺癌。还有人说，某某人戒烟后就去世了，有人说戒烟后吃零食多了，血糖升高了，体重增加了，还是不戒烟了。要知道，吸烟对人的危害是多年形成的，这也是许多危险因素中的一个重要的因素。吸烟对于心脏血管的害处不亚于对肺和气管的影响。

除此之外，还有肥胖、缺乏运动等危险因素。内脏型肥胖是心血管疾病的危险因素。久坐、不运动的生活方式是高血压、肥胖、血脂异常等问题的重要因素。

还有饮食习惯问题。现在提倡地中海饮食习惯，地中海饮食是泛指希腊、西班牙、法国和意大利南部等处于地中海沿岸的南欧各国以蔬菜水果、鱼类、五谷杂粮、豆类和橄榄油为主的饮食风格。研究发现，地中海饮食可以减少患心脏病的风险，还可以保护大脑免受血管损伤，降低发生卒中和记忆力减退的风险。现也用"地中海式饮食"指代有利于健康的、简单、清淡以及富含营养的饮食。我们现在的快餐，高热量、高糖、高脂肪的食物太多了，满足了口腹之欲却带来健康问题。不良饮食习惯还包括口味重，就是进食盐分太多，油脂类食物太多。

很多人认为，动脉硬化是老年病。实际动脉硬化的过程从年轻时，甚至七八岁时，就已经开始形成了，所以我们不能认为，心血管病就是老年病。到了老年才开始吃药预防是错误的。临床上看到的最年轻的心肌梗死只有30多岁。从得糖尿病开始，就要警钟长鸣，就要记住，心血管病是造成糖尿病患者死亡最重要的原因，因此，要加强危险因素筛查和危险因素的控制。所谓危险因素的筛查，就是血糖、血压、血脂、尿酸、体重、吸烟等。要把生活习惯等问题逐一记录，完成相关检查。然后进行评估和干预。糖尿病的治疗，不只是降血糖，也是血管病变并发症的预防。心血管并发症的危险因素有许多，这些因素互相影响，互相促进。这些问题累计在一起，不只是数学上的相加，有时是呈几何关系。就是说，患者的危险因素越多，患心脑血管疾病的风险越大。高血糖仍然是重要的基础因素。在高血糖的基础上，增加了高血压、高尿酸、吸烟等因素，促成了心血管的损伤。

如何早期发现血管病变呢？比较常用的是彩色超声波检查。彩色超声波可以看到血管内膜的增厚、血管腔的狭窄和血管壁的粥样硬化斑块，可以见到血流的紊乱和血流速度的改变等。超声检查无创、无痛苦，可以重复做，可以检查颈动脉、腹部血管、下肢动脉和静脉、肾动脉等。颈动脉狭窄常提示脑供血不足。还有一种检查方法是通过上下肢血压测定比值了解下肢血管病变，就是我们曾经提到的踝肱动脉指数（ABI）。方法是测定上肢和足踝部血压，用上肢血压作为分子，下肢血压作为分母，计算数值。一般下肢血压要高于上肢血压，所以正常值为0.9 ~ 1.3。低于0.9说明下肢血管狭窄，而高于1.3说明下肢动脉钙化。希望年龄超过50岁、有高血压、血脂异常、其他血管疾病的糖尿病患者，感觉下肢冷、走路后小腿肌肉酸痛、夜间小腿抽筋的患者做这项检查。有能力的患者可以触摸足背动脉，如果感觉血管搏动弱，或者摸不到动脉搏动应及时进行进一步的检查。足背动脉的位置在足背第1与第2足趾之间延伸处。

除了这种筛查之外，糖尿病患者如何留意一些心脑血管病早期信号？

心脏血管病变早期的症状就是老百姓熟知的心绞痛。患者走平路时，休息时没有感觉，当他上楼梯了，干重活了，情绪激动了，会感觉胸闷、憋气，心脏位置隐隐疼痛。原因是上楼梯、干重活时要更多的耗氧、更多的血液灌注。对于心脏血管已经狭窄的患者，血流不能增加，氧分也不能增加，活动量增加引起了相对缺血。这时候会出现心绞痛，医学名字叫劳累性心绞痛。心绞痛也是心脏的黄牌警告，告诉患者必须治疗了。这也是个保护性机制。心绞痛很难受，患者必然就休息了。休息了以后，缺血缺氧改善，血流慢慢恢复正常，心肌不会缺血，疼痛也就缓解了。下肢血管病变的间歇性跛行相当于心绞痛。还有的患者半夜里就觉得胸闷、憋气，也是心脏的缺血。因为夜间血流减慢、心率变慢，心脏肌肉就相对缺血了，再加上有的患者夜间气道阻塞、打鼾，也会使脑和心脏缺氧加重，出现胸闷憋气。憋气严重的患者要坐起来，下肢静脉淤血会减轻，回心血量相对减少，心脏负荷减轻，憋气就减轻，情况好转。但这提示，患者有心肌缺血造成的心力衰竭。当一个患者体力明显减退，很多能做的事做不了，上两三层楼梯就气喘，就需要立即看心脏科了。可是，糖尿病患者合并神经病变以后，有的患者对这些感觉都不敏感，或者不能早期发现这些问题，会突然出现严重心力衰竭，甚至无痛性心肌梗死。那就是说，如果心肌梗死严重，患者会有生命危险，或者心力衰竭。心肌梗死范围小，患者当时没有典型的不适，在检查心电图或者心脏超声才知道曾经发生过心肌梗死。所以患者有可能会失去合适的治疗时机。就像我们开车，尽管油少了，缺油的标识不明显，不能及时加油还在继续跑。或者是发动机已经有问题了，却没有提示，直到突然没有油了，车就熄火了，或者发动机冒烟了，这很危险。车坏了，报废了，我们可以再买，人的生命可是不能重来。有些患者突然猝死令人惋惜。糖尿病的脑梗死还有个特点，阻塞较多的是小血管，很多人不知道什么时候患脑梗死，因为阻塞的是脑组织内的小血管，称为腔隙性梗死，很多人检查脑CT才知道。而且脑梗死复发率很高，反复发作会造成患者肢体功能障碍，记忆力、理解能力和认知能力显著下降，甚至痴呆。高血糖是糖尿病患者发生脑梗死的主要原因。血液里的葡萄糖多了，血液会黏滞，血流自然会缓慢，容易形成血栓。

脑血管疾病的信号是什么呢？脑血管病最早期的表现是突然双手无力、语言迟钝、走路不稳、视力减退等。这些症状会自然缓解，被人忽视。如果连续发作，需要立即检查。还有些患者耳鸣、听力下降、眩晕等。部分患者表现为情绪不稳定，不能准确表达自己的意思等。脑CT扫描或者磁共振检查是主要诊断手段，有时需要重复检查，观察脑血管病变的动态改变。

心脑血管病变是可以预防的，如前所述，现在很大的精力花在可以控制的危险因素上。我国大庆研究发现，生活方式积极健康，严格控制糖耐量受损的危险因素，就可以明显降低糖尿病前期患者10年、20年后心脑血管并发症的发生率。许多研究都证明，糖尿病大血管病变实际在糖耐量受损即糖尿病前期阶段就开始了。所以必须从早期开始控制血糖、血压，纠正不良的生活方式。大家对高血压的危害比较明确，高血压使患者头晕、头痛、难受。血压的突然升高，可以使患者发生脑出血或脑梗死，威胁患者的生命，造成患者的残疾。高血糖、高血脂平时并无不适感，容易让人忽视。经常看到有些患者因为严重肾问题、失明了、足部溃疡甚至感染坏死了才就医。询问患者，不少患者知道自己患糖尿病多年，但没有认真对待，发生严重并发症后才感到后悔。高血压、血脂异常和高血糖的三重奏引起了糖尿病大血管病变和微血管病变，这两种并发症互相影响。如微血管病变可造成视网膜病变和肾病，也可造成心肌微血管病变，容易导致心力衰竭、心律失常。肾动脉病变会加重糖尿病肾病的发展，促进肾衰竭的发生。神经病变的发生过程也有缺血因素的参与，神经外膜上也有小血管，这些血管病变使神经组织缺血，功能障碍。长期的糖尿病导致胰岛功能的衰竭，使高血糖的控制更困难。高血糖的存在、血糖不稳定是心脑血管疾病的重要诱因。

在预防心脑血管疾病方面，要注意口服阿司匹林。根据我国糖尿病防治指南规定，如果是男性年龄＞60岁，女性年龄＞50岁，应该口服阿司匹林。而男性年龄小于60岁，女性＜50岁者，合并一种心脑血管危险因素的，需要口服阿司匹林。这些危险因素包括血脂异常、高血压、肥胖、吸烟以及合并其他大血管并发症等。没有合并危险因素者，由医生决定患者是否需要口服阿司匹林。我国糖尿病患者口服阿司匹林的比例很低，因为许多人没有认识到阿司匹林的意义。什么情况下不能口服阿司匹林呢？合并出血性疾病、胃溃疡、对阿司匹林过敏者不能服用。许多患者对于口服阿司匹林有很多顾虑，怕出现胃出血等。其实，在严密观察下口服阿司匹林是安全的。阿司匹林不会干扰降糖药物和降压药物的作用。

糖尿病患者一旦发生心脑血管疾病危症，比如说心肌梗死或者是脑卒中，抢救时间往往是非常关键的，有一个黄金窗口期，那么急救车来之前，患者和家属应该怎样做才是正确的呢？

首先要注重平时的预防。注射胰岛素的患者最好在口袋里放一张卡片，写着名字叫什么，我是个糖尿病患者，如果发现我有什么情况请及时通知我的家人，或者打急救电话。有的患者突然会发生低血糖，意识昏迷，别人不知道这个情况，轻的低血糖喝糖水就好了。曾经有一个住院患者，自己偷着出去玩，结果耽误晚饭，出现低血糖昏迷，好心人把他送到医院急诊室，做了 CT 和心电图、化验等，发现是低血糖，静脉输了葡萄糖才好转，患者醒了后才发现自己在急诊室。因为没有任何的信息，无法联系他的家人。他没有穿患者的衣服，别人不知道他是住院患者，不能通知他住的科室。低血糖可以诱发心肌梗死、脑卒中等，及时抢救也可以避免这些严重的问题。现在社会很复杂，一个老年人跌倒了，没有人敢扶，怕惹麻烦，有个卡片在衣服里，给好心人一些方便。冠心病患者带上速效救心丸、硝酸甘油等急救药品是很重要的，发生心脏不适、憋气时连续嚼2～3片阿司匹林，可以防止心肌梗死的加重。对于家属来说，当患者发生心脏病时，不要着急马上去抬患者，应先让患者平躺，平躺以后领子给解开，给患者吸氧，口服硝酸甘油等药物，效果不好时可以3～5分钟后再服1片。尤其需要的是让患者安静，千万不能让患者走动。当患者出现神志不清甚至昏迷的时候，一定让患者躺下，把脸偏向一侧，防止呕吐物吸入肺部。不要强行喂患者水和药物。不要拼命摇动患者，企图让患者说话。打急救电话时需要告诉接电话的人员，自己家的位置、患者以前的疾病、现在的状态等。

谈到跌倒，老年患者需要注意几个问题。如不要猛转头，这是因为合并颈椎病的患者，会在猛转头时突然眩晕而跌倒。合并直立性低血压时，变动体位也要慢些，例如躺在床上起床上厕所、大便后突然站起来等。不要进行倒走锻炼。视力不好的患者行动要慢，尤其是晚间光线不好时。老年患者存在下肢肌肉无力，关节不灵活，在平时要注意锻炼下肢肌肉和踝关节的灵活，锻炼韧带的弹性。上下楼梯时尽可能坐电梯，预防下楼时扭伤关节。高龄患者谨慎爬山，要在平路上锻炼。合并神经病变的患者足底的感觉异常，要在光线充足的时间行走。

**糖尿病患者可能发生微血管并发症和大血管并发症，这两者有什么关系呢？**

**庄　丽：**糖尿病大血管病变、微血管病变都是糖尿病血管并发症，两者有区别吗？

**许樟荣：**糖尿病大血管病变、微血管病变的原因有所不同。造成微血管病变的血糖的切点相对明确，即空腹超过7mmol/L和（或）餐后血糖高于11.1mmol/L。实际上这也是糖尿病的诊断标准。糖尿病的诊断标准就是以引起微血管并发症的血糖水平确定的。糖尿病大血管病变可以在糖耐量异常阶段就出现了，就是说，在糖尿病未诊断前就开始了。因此，控制高血糖对于预防微血管病变十分有效。对于大血管病变，一是控制高血糖的切点要下调，仅仅控制在空腹血糖＜7mmol/L，餐后2小时血糖＜11.1mmol/L还不够，应尽可能将血糖降低到正常范围或接近正常。二是要长期地控制好高血糖，短期的良好的血糖控制往往看不到大血管事件率的下降。三是要降低大血管的事件率，不仅仅需要控制好血糖，而且需要控制好血压、血脂和体重，以及戒烟等其他危险因素。换言之，要降低大血管病的事件率，需要更严格地、更长期地和更综合性地血糖及其多种心血管危险因素的控制。当然，还要强调的是，合并严重大血管病变的患者往往是年龄大、病程长、并发症多的患者，对于这些患者，一旦发生低血糖，尤其是严重的低血糖，则十分可怕，并且有害，因此，必须是稳定地控制高血糖，切记不可发生低血糖。目前国内外达成共识，对于糖尿病病程长、并发症多、预期寿命短、生活质量差、自理能力差的糖尿病患者，控制血糖的目标值宜放宽。反之，对于年轻的、病程短、无并发症的糖尿病患者，控制血糖的目标则需要严格，更要加强血糖、血压、血脂和体重的综合控制以及提倡健康的生活方式。

年轻人的糖耐量受损也要充分重视，因为除了糖尿病受损是糖尿病前期状态，未来容易发展为糖尿病，更重要的是即使在糖耐量受损阶段，人群的心血管事件率也是明显高于血糖正常的人群。当然，这个阶段的血糖控制主要还是依靠健康的生活方式，主要通过合理饮食、适当运动和肥胖者减轻体重来控制血糖。

**庄　丽**：如何早期发现和预防肾病变呢？

**许樟荣**：肾病变的监测比较容易，一般医院都能做。我们把肾病变分成5期。第1期叫肾小球的滤过率过高期，在这一期的时候，这个肾的血流量是高的。临床上没有任何异常发现，但可以通过计算肾小球滤过率来诊断。第2期叫作间歇性的微量蛋白尿期，运动以后出现蛋白尿，不运动的时候不出现，又称之为运动型蛋白尿。第3期叫作微量白蛋白尿期，尿的微量白蛋白24小时30～300mg，计算白蛋白/肌酐比值，在30mg/g以上；或者尿白蛋白排泄率处于每分钟20～200μg。再发展下去就是临床蛋白尿期，为第4期。尿常规蛋白阳性；或者尿白蛋白排泄率超过以上微量白蛋白尿的范围。这时患者会出现水肿、高血压等。第5期为肾功能损害期，严重的就是尿毒症期。血肌酐增高、高血压难以控制、血色素明显下降。患者出现全身水肿、恶心、呕吐，可以出现尿少、胸闷、憋气和心力衰竭等。临床观察到的大多为3期肾病，就是尿微量白蛋白异常。当患者确诊有糖尿病后，都需要检查尿微量白蛋白。在3期以前糖尿病肾病，病情还是可逆的，良好地控制好血糖、血压，应用好普利类或沙坦类降压药，尿蛋白排泄量可以下降到正常水平。如果到了临床蛋白尿阶段，尿常规中尿蛋白明显阳性，病情发展就不可逆。那时治疗的目标就是尽量不让患者发展到尿毒症，即延缓其肾病的进一步发展。当肾病到了第5期即尿毒症期，能够做的就只能是在控制糖尿病及其有关危险因素的基础上，及时给患者行血液透析或腹膜透析，有条件的患者可接受肾移植，使之保留肾的功能和延缓其心血管并发症的进展，维持和尽可能改善其生活质量，维持和延长生命。

所以糖尿病肾病预防的最关键时期是出现微量蛋白尿时。微量白蛋白尿是肾的黄牌警告，如果视而不见就要吃红牌了，就是不可逆的肾病变期了。同时，微量白蛋白尿也提示该患者有高度的心脏血管病变的风险性。

**庄　丽：**对于糖尿病肾病，多长时间监测1次尿蛋白和肾功能呢？

**许樟荣：**对于糖尿病患者，无论是1型还是2型糖尿病，都应该做尿液白蛋白检测。2型糖尿病患者每年至少查1次，目的是及早发现肾病变、及早干预，使患者不发展或者延缓发展到严重的疾病阶段。还要注意女性尿蛋白阳性可能是泌尿系统感染，或者是妇科疾病。因为女性的尿道短，很容易尿道感染，如果患尿路感染以后未能够彻底控制，给肾也会带来问题。反复尿路感染也是引起肾发展到衰竭的原因。而且糖尿病患者的尿路感染往往没有明显的症状，没有尿频、尿急、尿痛，很多是无意中检查发现，或者因为高血糖时检查尿常规时被发现。所以像这种患者，尿的检查是非常重要的。每个患者在确诊糖尿病时就应该做尿的检查，以后如果是正常的，每年查1次，尿蛋白阳性者，要增加检查次数，除了检查尿肌酐外，还要检查血$\beta_2$微球蛋白、胱抑素C等其他反映肾病指标。已经出现肾功能不全的患者，应每3个月检查1次肾功能、血浆白蛋白、血象以及血电解质等。遗憾的是，许多基层医院，甚至地市级的三甲医院，许多住院的糖尿病患者也不一定都查肾功能，或者不一定定期复查尿白蛋白和肾功能，就如不定期或者不常规检查糖尿病患者的眼底一样。我下基层到过至少数十家三甲医院，这类现象十分普遍。对此，我感到很焦虑。

在防治糖尿病肾病的自我管理方面，有一些特殊的事情需要注意。

第一还是定期检查，很多人说，我没有任何不舒服啊，检查有必要吗？适度检查是必要的。我们可以根据患者的情况进行安排。对于经济条件不好的患者，应安排基本检查。有些患者在其他医院做了检查，结果是有效的。所以到一家新医院就诊或会诊，最好带上化验单、X线片等，以减少费用和节约时间。检查尿常规和尿微量白蛋白的意义是不一样的。检查尿常规是了解尿酮体情况，有没有红细胞、白细胞和管型即有否尿路感染。如果尿里大量红细胞还要排除肾结石、肾肿瘤。肾结核等。肾内科医生会做畸形红细胞计数等，排除免疫性肾病。尿里出现管型就一定要请肾内科医生会诊了。女性糖尿病患者还有个月经期问题。老年男性还要排除前列腺疾病。肾超声检查主要了解有没有肾结石、肾萎缩和肿瘤。如果患者一侧肾萎缩，又合并长年的高血压，需要检查肾血管，了解肾动脉情况。

**庄　丽**：怎样防止与糖尿病肾病同时存在的视网膜病变呢？

**许樟荣**：视网膜病变国内的传统分期共6期。1期指的是糖尿病的微血管瘤，不是血管长了肿瘤，而是眼底血管小出血点，像大头针帽大小。2期指的是眼底血管的渗漏，是脂肪硬性渗出。3期是软性渗出，眼底有棉絮状的斑块，实际上反映的是神经组织的坏死。4期就是在眼底镜下可以看到新生的血管。这些新生的小血管很脆，很容易出血。这种出血是大片的，患者感觉眼前一大块黑色的东西，迅速扩散。5期因为反复出血，形成瘢痕组织。患者的视力很差。6期，就是出血后组织纤维化把视网膜牵拉，引起视网膜剥脱，患者就失明了。在微血管瘤的时候，如果控制好血糖，微血管瘤是可以消失的，所以有的患者说，我去年查有微血管瘤，今年查没有了，那是好事。到了视网膜病变2期、3期时候，完全吸收比较困难，严格控制血糖可以使其不发展或发展得慢一些。2期、3期病变轻度的不影响到人的视力，但严重的广泛的和合并黄斑水肿的可以影响视力。对于视力的影响，取决于病变的程度、严重性和病变的范围。因为眼睛看东西的时候，视力那个焦点是很集中的，就是黄斑区，如果病变在这个黄斑区，视力就会明显下降。但是新生血管大出血，血液从周边迅速布满视网膜前，也会看不见了。视网膜病变1～3期称为背景期病变，4期后称为增殖期病变。背景期病变经过系统治疗有望改善，可以保留视力。当发现新生血管的时候，可以用激光治疗，把新生血管封掉，避免反复出血，减轻眼底的耗氧量，把氧和营养物质集中放到管视力那部分视网膜，保证视力不受损。所以如果眼底病变的患者在早期阶段，严格控制血糖、血压，眼底病变可以恢复正常或者有所改善或者减轻减慢其发展。在中期阶段，严格控制血糖等可以延缓病变发展。到了晚期阶段，采用目前先进的治疗可以最大限度的保存视力。眼底病变问题跟肾病变一样，需要不同科室的大夫共同合作。视网膜病变到了第3期、第4期，甚至第2期，眼科大夫要介入了。有些患者对于眼底病变激光治疗有很多疑虑，担心不良反应，认为没有必要等，还有些患者认为激光治疗后视力没有改善，治疗是失败的。其实，激光治疗不是为了提高视力，而是为了防止大出血而进一步损害视力甚至丧失视力。

糖尿病视网膜病变和其他眼病有密切关系，如白内障、青光眼等。白内障是老年人常见的疾病，如果不及时治疗，影响视力，也影响对于眼底病变的检查，现在白内障手术非常简单，同时更换人工晶体，只需要2～3天时间。青光眼可以独立发生，也可能是眼底病变的结果。人的眼睛有一种液体物质叫房水，房水是保持眼球压力的重要一环。房水是在循环状态，当它的出路受到阻塞，眼球压力增高，就是青光眼。眼球压力增高使视神经受到损伤，甚至失明。青光眼的表现是什么呢？头痛、恶心、呕吐、视力下降。如果有类似的问题一定要及时到医院就诊以明确诊断。有些因素会加重青光眼，如扩散瞳孔检查、口服硝酸甘油等。

# 第十七讲　如何不患糖尿病并发症

我的一个患者，45岁，糖尿病病史六七年，患糖尿病以后从来都不好好控制血糖，我要求他1个月以后来复查，结果他过了6～7年才复诊，检查糖化血红蛋白13.2%，空腹血糖是17.5mmol/L，出现了高血压和高血脂。患者感觉双下肢麻木，动脉超声显示下肢动脉动脉硬化。他非常紧张，反反复复问动脉硬化怎么办？双下肢麻木很难受，危险吗？听说糖尿病会发生足病，要截肢的！我告诉他，下肢的问题是由于长时间没控制好血糖，不规律治疗造成的。最好应用胰岛素治疗一段时间，患者的家属说他特别不听话，特别害怕用胰岛素，不愿意用胰岛素。我告诉该患者，你的足部麻木等问题是血糖控制差、高血压、高血脂共同造成的。在减轻患者的症状的同时要纠正高血糖。不纠正高血糖，就是没有从根本上解决问题。胰岛素的治疗不一定是终身的，你还有口服药物的可能性。现在控制好血压、血脂等能够防止动脉硬化的进展，防止出现下肢血管病和足病。从现在开始定期复诊，症状会有可能很快消除或者减轻。我告诉患者，你的问题是对于疾病认识不够，现在能够重视疾病是进步，因为已经出现神经病变和下肢血管病变了，需要立即治疗，不能再耽搁了。我要求患者家属配合，督促患者复诊和服药。最后我请护士教患者和家属注射胰岛素，让患者打消对于胰岛素治疗的顾虑。最后这位患者听从我的建议，综合治疗后病情明显好转。

糖尿病的并发症监测至关重要，我们希望每一个糖尿病患者，诊断糖尿病以后，立即做一个并发症的评估。因为很多2型糖尿病患者不知道自己什么时候得的糖尿病，甚至有些患者是因为脑梗死、脑血栓到医院去看病，才发现糖尿病。有的患者是因为心脏病、冠心病、心肌梗死到医院看病，检查发现血糖异常。有的患者准备做手术，医生告诉他有糖尿病，必须控制血糖后才能手术。糖尿病是不知不觉发生的，不知道糖尿病得了几年。所以得了糖尿病以后，除了刚才讲的代谢评估以外，必须要做一个并发症的评估，这个很重要。并发症发生的概率大概是这样，如糖尿病最常见的神经并发症的患病率30%～70%。这个数字的差别大是因为诊断神经病变的手段敏感性、特异性不同，用敏感的检查方法去诊断，神经病变的诊断率高。一般地说，患糖尿病5年以上，糖尿病的神经病变会影响40%左右的患者，当然病情的严重程度差别非常大。糖尿病患者中大概有1/3的患者有眼底病变，眼底病变的发生发展也与糖尿病的病程和年龄有关系。糖尿病5年，大概只有10%～20%的患者有眼底病变，可是有20年以上的糖尿病病史的患者，眼底病变的概率大概是90%。眼底病变的程度也与病史和血压、血糖等控制情况有关。血糖、血压控制不好的，合并肾病变的，糖尿病视网膜病变要严重些。因糖尿病引起的视力减退和失明，在很多国家已经是失明的第一位原因。在我们国家大概是第二位原因，第一位原因是白内障。糖尿病患者也容易发生白内障。对此，我们有几点认识。第一，如果一个患者刚刚发现糖尿病，检查结果有眼底病变，这就提醒我们这个患者至少有5年以上的糖尿病史，他不是一个新的患者，而是过去没有被发现，需要积极治疗糖尿病和眼底疾病，同时要检查是否合并肾病变。第二，糖尿病的眼底病变可以帮助我们鉴别诊断，就是一个患者有眼底病变，又有蛋白尿（尿蛋白阳性），又有高血压。我们可以判定他的蛋白尿很可能是糖尿病肾病所致。由于糖尿病可以引起蛋白尿，高血压也可以引起蛋白尿，糖尿病患者还可能发生其他肾病。蛋白尿的原因我们要区别，因为治疗方法不一样。如果这个糖尿病患者又有眼底的问题，那么推测很可能他的蛋白尿的问题跟糖尿病有关系。如果这个人眼底是正常的，蛋白尿很严重，那么这个蛋白尿很可能是高血压肾病变所致，或者是其他的肾病。第三，早期的眼底病变是可以治疗的，视网膜中的出血点、渗出斑可以吸收，患者的视力不受影响。而中等程度的眼底病变可以用激光治疗，预防大出血。大量的眼底出血，视网膜脱落就只能手术了。早在1999年，一位巴基斯坦的专家在澳大利亚举行的亚太国际糖尿病会议上就说，如果一个糖尿病患者能够做到每年查1次眼底，那么糖尿病患者的眼睛可以不发生失明。为什么要早期筛查？因为在糖尿病患者眼底出现小出血点、渗出斑的时候，可以没有任何视力障碍。即使到了较为严重的视网膜病变，如果病变没有影响到眼底中与视力相关密切的区域，患者也不一定有临床的视力受损的表现。此时采取全身基础的血糖、血压控制和局部的眼底治疗如激光治疗，会取得很好的效果，可以使较为严重的眼底病患者避免失明。有些患者总认为自己看不清是因为老花眼、屈光不正，配眼镜就可以了。其实不然，至少相当一部分视物模糊是高血糖和血糖严重的波动引起的，这是一种临床征象。忽视了这种征象，会发生严重后果。所以，眼底病的筛查非常重要。

　　肾病变的筛查也必须重视，很多糖尿病患者有蛋白尿，如果糖尿病患者合并高血压，更容易有蛋白尿。出现少量蛋白尿经过治疗是可逆的，方法是控制血糖、血压、合理的饮食、生活方式的注意等。肾病最早期是运动性蛋白尿，就是剧烈运动后出现的蛋白尿，也叫隐匿性蛋白尿。以后发展到不活动时也有微量白蛋白尿，这时经过治疗后仍有可能回复正常。到大量蛋白尿阶段，每24小时尿总蛋白超过0.5g，尿白蛋白每分钟超过200μg，检查尿常规提示尿蛋白明显阳性，这就是临床蛋白尿。如果再出现水肿、严重高血压，肾病就很难恢复了。临床蛋白尿可以通过积极的治疗有所减轻，临床症状好转，患者可以维持较长时间，不发生尿毒症，不需要透析。糖尿病肾病最后的结局是尿毒症，患者水肿、尿少甚至无尿、心力衰竭、贫血、难以控制的高血压等，血肌酐持续升高超过一定范围，患者只能依靠血液透析或腹膜透析维持生命。蛋白尿给了我们警示，警示患者的肾已经不堪重负了。发现蛋白尿的患者，更要严格的、更要全面认真地控制这些蛋白尿的相关危险因素，尤其是血糖、血压。患者虽然有蛋白尿，但是可以多年稳定，不发生大问题。尿微量白蛋白是一个节点，及时发现，及时治疗就不会有大量蛋白尿的出现。尿微量白蛋白与心血管疾病也有关系，提示心脏血管疾病的高风险。尿微量白蛋白需要每年检查1～2次。如果出现大量蛋白尿，需要3～6个月检查1次肾功能。

神经病变筛查也非常重要。有的患者表现为足痛、麻木、热或者凉。还可以感觉足上像穿了袜子，或者像踩了棉花。有些患者足部或者下肢会无端地疼痛，很严重，甚至夜间必须把被子掀起来。这种情况是痛性神经病变，常发生在长期高血糖未得到良好控制的患者，也见于严重的高血糖突然下降到正常或接近正常时。还有一种表现为下肢没有感觉或感觉明显减退。这种情况最危险，会发生很多的问题。因为足知道疼痛、冷、热，有不适感觉常提醒患者自我关注和自我保护。如果足没有感觉，容易受到损害，穿鞋子不合适容易把足磨破，就是足溃疡。有时候足被针刺了，也不知道。我们曾经在患者的鞋里发现硬币、曲别针、玻璃渣等异物，都是因为患者足上没有知觉造成。可以想象的结果是异物把足磨破了，形成溃疡。有人用很烫的水洗足，并不觉得热，把足烫伤了。甚至冬天里在被子里用热水袋也能把足烫伤。烫伤或者外伤后足部出现溃疡，就是糖尿病足溃疡。神经病变还影响到内脏，称之为自主神经病变，如严重冠状动脉缺血时痛觉的缺失、心电图Q-T间歇延长。无痛性心肌梗死等，有的患者可以表现为猝死。有些患者出现直立性低血压。内脏神经病变还影响胃肠系统，患者出现胃胀满、腹泻和便秘，甚至腹泻便秘交替。因此每个糖尿病患者，都应该做一个标准的心电图检查，然后，根据患者心血管危险因素的程度来判断下一步应该如何来检查。糖尿病神经病变还可以影响脑神经表现为口眼㖞斜，就像得了脑卒中，但是没有肢体活动障碍。还有患者一侧眼肌麻痹，出现上眼皮下垂；一侧眼球运动困难，看东西重影，即复视。

我们希望糖尿病患者能够到综合医院进行系统的检查，明确或排除各种并发症，进行系统诊治。很多医院安排了多学科参与的并发症筛查，患者可以享受一站式服务。只是检查血糖是远远不够的。

**糖尿病并发症多学科合作**

**庄　丽**：糖尿病并发症与其他专科关系密切，糖尿病患者如何才能在不忽略并发症的前兆进行预防，或者及时到专科会诊呢？

**许樟荣**：糖尿病教育管理的重要性我们还要从其他角度认识。糖尿病并发症的防治需要多学科协作。在我们医院，我们定期给患者进行并发症筛查，就是联合检查有关心血管、眼科、肾和神经专科和足部，还有血液生化、胰岛功能方面的检查。在患者出现并发症表现时，及时地请有关专科会诊。必要时，我们告诉患者去看什么专科，如患者出现心电图异常、血压增高并且波动、心律失常等，需要到心脏内科诊治。心内科是把糖尿病作为心脏病的严重的危险因素来控制，而我们是把血脂异常、高血压作为糖尿病的心血管病危险因素来控制。那么如果这个患者到了心血管已经有很严重的病变，冠状动脉狭窄50%以上、多个血管病变，或者已经出现严重的心血管病变症状如心力衰竭、心肌梗死或急性冠状动脉综合征等表现，那需要及时地将患者转诊给心血管专科以保证患者得到及时科学的诊治。有时候，这关乎到挽救患者的生命。糖尿病肾病的早期和中期，我们内分泌科和肾专科联合诊治。到了尿毒症这个阶段，患者必须进行血液透析甚至肾移植治疗，这时患者的肾的治疗主要是在肾专科。如果患者出现下肢动脉闭塞，感觉下肢冷、疼痛，尤其是出现间歇性跛行或者夜里下肢严重的缺血性疼痛，就需要血管外科或介入科进一步的诊治。糖尿病患者中约有20%的患者有心理问题。怎么能改善这些患者的心理状态？内分泌科医生需要了解一些心理知识，患者也需要心理医生的帮助。在糖尿病整个治疗过程中，都需要营养科医生对患者的饮食指导，也需要理疗和康复科医生指导患者如何正确的科学的运动。对于特殊患者，需要营养科医生单独为患者指导饮食，如肾病患者等。还有一个重要的方面就是要充分发挥糖尿病教育护士的作用。糖尿病专科护士要教会患者如何健康的生活和如何用胰岛素和血糖监测以及平常的生活管理。在一些单位，糖尿病教育护士还起着营养、运动、足病护理等多方面的教育管理的作用。

目前糖尿病教育管理和医疗模式存在着严重的问题，对于门诊管理、社区管理重视不够，住院的糖尿病患者太多。糖尿病教育护士的作用发挥的不好不充分。许多医院甚至没有糖尿病专科护士的岗位。国外大的医疗中心的糖尿病专科，主要是通过门诊管理和门诊诊治糖尿病患者，糖尿病患者基本不住院。如此，既方便了患者，又减轻了社会的经济负担。

现在有些医院有不同形式的联合门诊或糖尿病并发症的综合评估，方便糖尿病患者的就诊和复查，例如我们306医院和北京的同仁医院。还有些医院，例如上海的第六人民医院和北大人民医院，实行糖尿病的社区和医院一体化诊疗管理，如此方便了患者，提高了治疗效果和减少了医疗费用。

**庄　丽：**糖尿病患者如果发生感染是否会很严重？是什么原因呢？

**许樟荣：**糖尿病患者容易发生感染有自身原因。糖尿病患者一旦出现了皮肤损伤，比方说鞋子紧了把足磨破了，无意之中把足部皮肤踢伤擦伤、热水或者高温烫伤，都会酿成大祸。糖尿病患者往往合并有周围神经病变，感觉是迟钝的。比方说正常人不会用手去抓特别热的物体。可是糖尿病患者感觉很迟钝，就不能实行自我保护，即使遇到尖锐的物品、高温的物品不会躲避，如此极易受损。人的神经有神经营养作用，神经病变以后就失去了营养作用，所以有的糖尿病患者下肢皮肤、足就特别干燥，不会有汗液分泌，足部皮肤开裂，容易造成皮肤受损。糖尿病患者常出现周围血管问题。我们知道如果皮肤有损伤要修复，需要一定的血液供应营养物质，糖尿病患者神经血管损伤，供血状况不好，修复能力就差。还有的原因是组织损坏以后，修复需要一些生长因子促进人体创面的愈合。这个生长因子是一种蛋白质，糖尿病患者由于血糖过高，这个生长因子的蛋白质与葡萄糖分子结合，医学名词叫糖化，糖化以后生长因子作用下降，创面不容易恢复。持续高血糖状态下可以引起人抵抗力的下降。人体抵抗力由几方面组成，细胞免疫是第一道防线。那白细胞就是道防线。感染的时候，白细胞就会动员，就像战士一样和入侵的细菌、病毒去斗争，阻止这些入侵的细菌和病毒进入机体。长期高血糖，白细胞的功能受到抑制，白细胞的聚集能力、吞噬能力下降，患者的抵抗力就受影响。例如患者由轻微的因素诱发的各种的感染控制困难。还有很重要的体液免疫，就是人体里面有很多抗体，抗体是蛋白质组成的，也是对细胞有杀伤能力的。糖尿病患者抗体蛋白产生受损害，糖尿病患者一方面是机体修复能力差，另外是防御能力下降，造成细菌、病毒感染。

感染对于糖尿病有什么影响呢？严重感染的时候，机体处于一种应激状态，如体温开始上升，这是人体抗感染的反应，是血液里的白细胞与外来侵入细菌发生了战斗，白细胞和其他细胞在吞噬细菌和病毒。应激状态是机体的正常反应，能量释放被动员来参与战斗。此时肾上腺激素分泌，血糖增高，糖尿病会加重。严重感染可能导致酮症和酸中毒。但是高血糖又给细菌繁殖创造了条件。体液免疫也发挥积极作用，抗体协同对抗细菌和病毒。最终人体抵抗力是否能够清除细菌要看细菌的毒力、感染的程度、人体的营养和对抗能力。

完整的皮肤黏膜是人体第一天然屏障。皮肤破溃为细菌入侵打开了一道门，常导致严重后果。糖尿病患者的皮肤感染常在不经意之中发生。例如，检查手指血糖时消毒不够造成感染，足部被鞋带磨破，散步时足部被钉子扎了毫无知觉，皮肤毛囊炎转变为痈等。人体黏膜也是重要的屏障，有人因为挖鼻孔造成黏膜破溃感染，最严重的可以形成脓肿，威胁生命。

糖尿病患者也会面临手术，如胆囊结石手术、白内障手术甚至心脏手术。糖尿病患者手术会遇到什么特殊问题呢？首先是手术能否进行要考虑血糖的水平。越是复杂的手术，血糖要求更严格。除了急诊手术，在手术前要把血糖调整到合理水平，不能存在酮症和酸中毒。存在严重的并发症要延缓手术，如严重视网膜病变、严重肾病等。有些麻醉对于糖尿病患者存在一定风险，如全身麻醉，在手术前需要麻醉医师详细了解病情，制订合理方案。糖尿病对于手术的影响是，大手术的患者因为手术强烈的刺激，容易出现高血糖，甚至酮症和高渗状态。有些患者因为手术前饮食不好，容易出现低血糖。

关于术后感染的问题，我们在曾经发表过的一篇文章中提到，如果空腹血糖超过10mmol/L，胆道手术的患者住院时间延长、手术以后切口的感染等明显增加。如果血糖控制好的话，住院时间就不会延长，切口感染的愈合率就提高，感染率就降低。

糖尿病肾病患者由于大量蛋白尿，容易发生低蛋白血症、贫血和营养不良。有些患者对于饮食治疗的理解有误区，长期素食造成营养不良。这些问题可以使得感染难以控制。

糖尿病患者可能遇到一些特殊感染，需要特别引起注意。

对于女性，尤其中老年女性，特别要注意尿路感染。很多中老年女性，血糖控制不好实际上很可能就有尿路感染。感染症状不明显。正常人如果有尿路感染，表现为尿路刺激症状，如尿痛、尿急、尿痛，老是想尿，老是解不干净。但是糖尿病患者尿路感染的时候，没有这些表现。原因是膀胱神经不敏感，不能提醒患者发生了尿路感染。要看尿的常规，看看尿里面有没有白细胞，有没有红细胞。也有些老年患者，总是感觉排尿不尽，检查尿常规没有异常，这也是膀胱神经病变。胆道结石、胆道的炎症也很常见。糖尿病患者容易合并脂代谢异常，如高胆固醇血症、高三酰甘油血症。胆固醇沉积在胆囊里面，就可以成为胆固醇结石，这种结石像泥沙状。也有患者胆囊里出现块状结石。患结石以后胆道排流不畅，胃肠道自主神经的病变造成胆囊收缩功能减退，引起胆汁淤积，在这个基础上容易发生感染。胆囊结石还可以造成胰腺炎症。胰腺导管和胆管共同开口在十二指肠。如果胆囊结石掉到胆管内，在患者进食大量油脂食物、饮酒后，胆囊收缩，可是胆汁不能正常排泄，会反流到胰腺，胆汁与胰液相遇，会造成胰腺炎症，甚至把胰腺消化了。这样会造成严重的胰腺炎，甚至威胁生命。

糖尿病患者合并肺部感染很常见，原因之一是很多男性吸烟。吸烟的患者容易有慢性气管炎，年纪大之后，咳痰有些困难，非常容易发生肺炎。肺炎在冬季比较常见，可能因为轻微感冒而诱发。冬季干燥，气管内也干燥，纤毛活动有些障碍，痰咳出受影响。糖尿病患者合并肺炎时病程会延长，控制更加难，甚至有的患者因为感染，最后呼吸衰竭死亡。男性也有尿路感染，与前列腺增生密切相关。中年以上的老年患者，前列腺会增生，使尿道狭窄，排尿不畅。糖尿病可以引起神经病变，引起排尿困难，尿就积聚在膀胱里面排不出来，有的人甚至要导尿，像这种情况也容易引起尿路的感染。这种感染有时候很顽固，很难治。

糖尿病合并肺结核也不少见。血糖控制不好的时候，发生结核病的可能性大大增加。糖尿病患者发生结核病的概率要比非糖尿病患者大概要多出 2 ~ 4 倍，在人员密集的地方，通气不畅的地方容易传播结核病。营养不良的糖尿病患者，从偏远的地方来到大城市的人群中也容易发生结核，因为这些患者往往缺乏对于结核病的免疫力。结核病患者也容易发生糖尿病。在我国结核病是常见病。所以如果一个患者有结核病的时候，也要高度怀疑其有没有糖尿病，对于确诊为结核病的患者都要做血糖方面的检查。一方面因为结核病容易有糖尿病，第二方面结核病患者得了糖尿病以后，如果没有控制好血糖，抗结核的治疗往往很难起效。所以降糖药物的选择要准确，胰岛素更合适一些。在控制肺结核病流行方面，我国经过多年的工作成立了完善的防治网络，对于肺结核患者免费检查和治疗。但是有些患者没有按照医嘱服药和复查，使结核菌对多种药物耐药，延长了病程，也使很多人直接感染了这些耐药的结核菌。有些患者随地吐痰，痰内的结核菌随风播散，造成结核病的传染。这种习惯直接伤害了自己家人和亲属。

还有一种感染也要重视，就是真菌感染。最常见的是皮肤、趾甲等部位感染。这种感染有时比较轻微，也有时比较广泛。最严重的是一种毛霉菌的感染，常发生在面部和鼻腔，可以造成血管闭塞，感染迅速扩散到颅内，有很高的病死率。对于真菌感染要听从专科医生的意见，彻底治疗，有时治疗时间比较长。皮肤的真菌感染也可能是细菌感染的窗口。

病毒感染也要充分注意。皮肤的病毒感染最常见的是疱疹。而老年患者、合并神经病变和脑血管病变的患者非常容易发生带状疱疹。这种皮疹在发生前皮肤疼痛，沿着神经分布出现密集的小水疱，局部灼热、疼痛。水疱持续 1 ~ 2 周后干枯，而疼痛还要持续。疱疹治疗时局部要保持清洁，防治细菌的感染。呼吸道的病毒感染就是我们常说的感冒、咽炎之类。抗生素治疗无效。给予对症处理，多饮水，注意休息，病毒感染在几天内就会好转。因为发热是人体抵御微生物的一种表现，在体温 38.5℃以下不需要吃退热药，没有必要应用消炎药物，因为这些药物不能对抗病毒。

# 第十八讲 糖尿病患者还可能出现
## 其他方面的并发症吗

**许樟荣**：糖尿病可以带来许多问题，包括牙齿和口腔疾病。糖尿病患者特别容易感觉口干，这不一定是高血糖引起的。我们知道口腔里的唾液是腮腺分泌的，糖尿病患者的腮腺可能造成唾液分泌功能下降，所以这类患者老是觉得口干。唾液功能也会下降。唾液少对于口腔保健非常不利，也造成患者消化食物的问题。因为唾液里含丰富的消化酶。由于牙齿疾病，食物咀嚼得不是很细很烂，把粗糙的食物带到胃里面去，对胃造成影响。糖尿病患者还可以引起味觉的改变，例如说原来吃一点点甜的东西他就觉得很甜，得了糖尿病以后，他对甜的感觉度就升高了，甜味感觉不到，要很甜才知道有点甜味，所以很多糖尿病患者患病后反而更喜欢吃甜食、喝甜饮料。患者吃得很咸才知道有点咸味，更喜欢高盐的食品。这实际上是神经病变导致舌头的感觉阈值上调所致。

对于糖尿病患者来说，牙齿疾病不是小事，但这也与牙齿保健习惯不好有直接关系。例如刷牙，很多人会说，我还不会刷牙吗？许多口腔科专家调查后发现，还真有许多人不会刷牙。如，很多人从来都是横着刷牙，或者随便刷刷；很多人不知道选什么牙刷，一只牙刷可以用1年。更多人不知道如何使用牙线，也从来没有去洁牙和检查口腔。在日常生活中，由于细菌滋生，牙齿表面形成菌斑，牙结石、龋齿等非常常见。患者常发生口臭、口腔出血。在未控制的糖尿病患者，可以突然发生严重广泛的牙周炎，糖尿病控制好后，牙周炎症状可以减轻。

如何预防这些病变呢？首先是养成良好的护牙习惯，如早晚刷牙，每次刷牙3分钟。要竖向刷牙，并且刷牙齿的内面。每3

个月更换1次牙刷，避免细菌滋生。选择小头，刷毛有弹性的牙刷，含氟牙膏预防龋齿，也可以选择其他药物牙膏治疗过敏等问题。最好进餐后刷牙，如果做不到可以用清水漱口。如果需要，可以请教医生采用药物漱口。日常生活中采用淡盐水、绿茶水、金银花、野菊花、薄荷等中药水漱口液有一定效果。不要剔牙，而是用牙线清除牙齿之间的食物残渣，还可以应用冲牙器清洁牙齿。每3～6个月到口腔科进行检查，定期进行洁牙治疗。当出现严重牙周炎时，可以在口腔科进行药物治疗或者手术。平时减少甜食的摄入，防止唾液的酸化对牙齿的腐蚀。戒烟对于保持牙齿的清洁、避免口腔黏膜白斑、预防癌症有确实的效果。

肝与糖尿病的关系也非常密切。一方面肝是糖原储存的器官，进食以后经过肠道消化、吸收，淀粉变成葡萄糖，葡萄糖进入肝合成糖原，储存在肝。肝就是人体糖的"银行"，当需要的时候肝糖原就会释放出来。肝是血糖的缓冲器官。肝炎、肝硬化的患者，储存到肝里的糖原减少。而肝硬化的患者进食以后，糖不能顺利进入肝合成为糖原，餐后高血糖的时间就比较长。因为肝糖原少，饥饿时又容易出现低血糖，且难以纠正。

肝是胰岛素作用很重要的一个器官，胰岛素降低血糖发挥作用地点在肝和肌肉组织。发生脂肪肝时，大量脂肪滴沉积在肝细胞内，肝细胞的功能不能正常发挥，肝酶增高，患者表现为乏力、腹胀、食欲缺乏等。脂肪肝时，胰岛素在肝里的作用发挥不好，就不能有效降糖，发生高胰岛素血症。高胰岛素血症容易发生动脉硬化，所以脂肪肝的患者很容易合并肥胖，合并高血压、冠心病、脑血管病变等。脂肪肝还可以发生脂肪性炎症，对于肝是一次重创，会诱发肝硬化甚至肝癌。脂肪肝和心血管疾病有密切的关系，现在倍受重视。

脂肪肝的一个重要表现就是肝酶学的异常，转氨酶轻度或者中度升高。肝超声检查是最常用的诊断脂肪肝的方法。过去我国肝病患者的病因主要是传染性肝炎，现在脂肪肝是肝病的主要疾病。有很多人对于脂肪肝不以为然，没有认识到它的危害。现在有肝源性糖尿病之说，就是说糖尿病患者合并脂肪肝很常见，脂肪肝患者中发生糖尿病的机会也高于其他人。脂肪肝是肥胖、不运动、高脂饮食的结果。治疗脂肪肝除了口服保肝药物外，生活方式的改变更为重要。

高血糖对肝有什么样影响呢？

高血糖的时候，肝存储糖原的能力已经达到极限，因此糖在肝内转变成脂肪，形成脂肪肝。高血糖加重了胰岛细胞的负担，使肝的胰岛素抵抗加重，增加了心血管疾病的风险。高血糖还会引发高三酰甘油血症，高三酰甘油血症会引发胰岛组织炎症，使胰岛素分泌能力下降，促发糖尿病的发生发展。

**庄　丽：** 还有一种合并症，不容忽视，那就是糖尿病合并的高尿酸血症，对吗？

**许樟荣：** 嘌呤是蛋白质的代谢产物，这种产物增高，在体内转变为尿酸，尿酸增高，在血液中聚集就是高尿酸血症。尿酸可以沉积在一些关节，引起关节的疼痛。这个疼痛来去如风，发作时痛的很厉害，所以叫痛风。尿酸沉积在关节组织，引起了关节的炎症。尿酸可以沉积在肾，引起肾的结石。肾结石严重可以影响肾功能，甚至造成患者的肾衰竭。糖尿病本质上是一种以糖代谢为主的，同时合并脂肪代谢紊乱、蛋白质代谢紊乱的疾病。由于糖代谢的紊乱，糖分不能得到充分的利用，机体会动员脂肪蛋白质的利用增加，脂肪和蛋白质分解，会加重尿酸的增加，就是继发性的高尿酸血症。糖尿病患者可合并有肾损害，肾小球滤过率下降，就使体内的很多毒素排不出去，产生的尿酸也不能有效的排出。痛风反复发作会导致关节畸形。高尿酸血症本身就是心血管的危险因素，加重心脑动脉粥样硬化。预防痛风主要是饮食控制，所要禁忌的是海鲜、啤酒、动物内脏、豆类等高嘌呤食物。严重的高尿酸血症患者需要用药物治疗。

**庄　丽：** 在日常生活中，许多老年患者夜间打鼾，白天困倦，也是一种需要治疗的病症吗？

**许樟荣：**这种情况被称为睡眠呼吸暂停综合征。老年患者居多，肥胖患者居多。患者睡下后鼾声如雷，两次打鼾之间有比较长的呼吸停止间歇，最长的达1～2分钟。这种情况造成患者脑缺氧，睡眠质量低，所以患者白天困倦，甚至坐着打瞌睡。最危险的是有些患者呼吸暂停时间比较长，会引起心脑严重缺血缺氧，甚至出现生命危险，如发生心律失常、心脏猝死。这种患者可能合并鼻息肉、鼻甲肥大、扁桃体肿大、慢性气管炎、肥胖等。在上呼吸道有结构异常的基础上，加上一些患者饮酒后深睡，会造成患者的严重的慢性缺氧，血红细胞增多，也会造成严重的胰岛素抵抗，增加发生糖尿病的风险。有这种病变的患者，需要到耳鼻喉科、呼吸内科就诊，进一步检查确诊和治疗。部分患者需要夜间应用呼吸机辅助呼吸，以防止出现意外。

### 细说糖尿病神经病变

**庄　丽：**许教授，糖尿病并发症中，60%～70%的糖尿病患者会出现神经病变，主要是周围神经病变，什么是周围神经？

**许樟荣：**神经系统包括中枢神经和周围神经。中枢神经系统是神经系统的主要部分，包括位于椎管内的脊髓和位于颅腔内的脑。周围神经系统是指脑和脊髓以外的所有神经结构，就是联络中枢神经和其他各系统器官之间的，包括与脑相连的脑神经和与脊髓相连的脊神经。周围神经有感觉神经、运动神经和自主神经。糖尿病周围神经病变包括三部分。一部分叫感觉神经，感觉肢体的冷热痛等感觉、肢体位置觉。后者指感觉肢体的位置，如足趾向上或者向下等。第二是运动神经，支配肌肉和关节的运动、肌肉的营养等。运动神经受损以后，肌肉会萎缩，肌肉无力，行走不稳定。周围神经里还有自主神经的部分，如调节出汗、血管扩张和收缩等。神经功能是不受我们自主控制的，如血管收缩和扩张、是否出汗不听从我们。肢体对疼痛、温度的感觉也是客观的，不能控制的。我们能控制讲话，能控制手足的动作是靠大脑神经的支配，就是高级神经系统的作用。我们因为大脑神经健康而感觉到食物的咸、淡、酸、甜的味道，有七情六欲和喜怒哀乐等情感。人的内脏神经按照生理规律正常工作是有完善的自主神经，如管理心跳、呼吸、胃肠道蠕动和各种消化酶的分泌等，也是不受脑所控制，它的功能是维持人生命基本的功能。当糖尿病严重的时候，自主神经也会受损害，表现为腹泻、便秘，吃的东西潴留在胃，不往下行，患者没有食欲。立卧位变化时患者立位时会低血压、心率不正常。我们在激动和紧张时候，心率会增快，可是糖尿病患者的神经受损以后，心率是固定的。这样有什么危害呢？心率的这些变化是生理变化，人体需要的。而糖尿病的自主神经病变损伤了心脏神经，心脏不能按照人的生理需要加快心率，增加心脏供血，也造成心脏缺血。而且自主神经病变可以造成心律失常。自主神经病变还可以影响泌尿生殖系统，如膀胱功能损伤，有尿不能及时排出，男性阳萎和女性月经紊乱等。最常见、最明显的还是是以末端为主的感觉神经病变。什么叫末端？指手足的神经。糖尿病神经病变以足部为主，就是说足部症状比手、胳膊的症状重。其中一个原因是神经从脊髓发出，距离最长的神经最容易受到伤害。症状是对称的，就是两侧感觉基本一样。同时症状会从足趾开始，向上发展。如果只有一侧下肢或足不舒服，就需要排除有否其他原因的神经病变，例如要看骨科，看是否患腰椎间盘突出这类的疾病。如果是一只手麻、无力，要检查看是否有颈椎病。腰椎或颈椎突出可以压迫神经，引起神经病变。当然还有其他疾病可有类似的症状，例如脊髓炎症或者肿瘤等，需要请神经科的医生会诊。

**如何不得糖尿病足病？**

庄　　丽：许教授是国际糖尿病足工作组成员兼亚太区主席，在糖尿病足病的领域有很高的威望，有非常丰富的临床经验。

糖尿病足病有什么症状？有什么危险？如何防范呢？

**许樟荣：**糖尿病足病的定义是由于神经病变和血管病变引起的，发生在糖尿病患者足踝以下的、全层皮肤和肌肉的组织破坏，包括溃疡、感染和坏疽。病变的组织包括皮肤、肌肉韧带和骨关节。糖尿病足病主要的发病因素：第一，糖尿病的神经病变，因为发生神经病变以后，患者足部感觉很迟钝，有的人甚至没有感觉，甚至走路的时候，有个钉子在鞋子里，他都不知道，钉子刺入足的皮肤内，几天之后，发现足流脓了，才发现足里面有个铁钉子。神经病变引起足肌肉萎缩，导致足的畸形，足底反复出现厚茧，这种厚茧医学名字叫胼胝。还可以形成鸡眼，就是过度的角化组织。胼胝与骨头反复的摩擦，最后形成溃疡。第二，下肢动脉闭塞使下肢缺血，缺血基础上发生足的溃疡，叫缺血性溃疡。这种溃疡所伴发的感染比较严重，控制很困难。糖尿病足病的发病率不断增加。国外的一个数据表明，在糖尿病患者中间，大概1/5会发生足病。足溃疡是最常见的足病形式，也是引起糖尿病患者下肢截肢的主要原因。糖尿病足病治疗很难，而且花费高，严重足溃疡反复控制不好，最后会导致截肢。糖尿病足病的预防很有效果。2010年我们在全国做过一个调查，发现在城市三甲医院的截肢患者中，有1/3是糖尿病引起的截肢。我自己在全国各地讲课、会诊，发现各地足病患者这些年还是在增加。预防足病的关键是加强患者的足病保护意识。比方说洗足的时候，水不能很烫，不能一下子把足伸进去，一定要先用手试试水温，确实不烫手再下足，因为手的感觉是正常的，有时候足觉得这个水很凉，其实这个水已经很烫了。我们有个患者是黑龙江的，50多岁，冬天在朋友家吃饭，他们坐在东北的炕上。这种炕下面有柴火灶，当地人在灶里烧高粱杆热炕来取暖。东北的冬天晚上很冷，大家坐在炕上很暖和。这个患者的足没有知觉，这样不知不觉把两个足底都烫伤了。在当地医院就诊时被告知要被截肢，才到我们医院来治疗。我们清除了他足底坏死发黑的部分，应用抗生素抗感染，用几个月时间，才把足保住。还有一个患者穿新买的皮鞋几天，感觉有点痛，也没有在意，脱下来才发现足趾溃疡，已经红肿流脓了。有些老年患者，冬天怕冷1周不洗足，直到子女来看他，脱下鞋子，看到袜子上的脓血才知道已经发生了足病。所以，糖尿病患者穿鞋子的时候一定要养成一个习惯，晚上睡觉前和早晨起床后把鞋子检查一下，万一里面有小的沙子石子可以及时发现。鞋子也不能穿太紧，足趾前要容纳一个手指头，鞋子稍宽些。鞋底要厚些，有弹性。千万不要穿时髦的、狭小的、硬底的鞋子；也不要穿露足趾和足跟的凉鞋，防止足的外伤。要傍晚去买鞋子或者晚饭后去买鞋子，这样穿的鞋子比较合适。每天要洗足、清洗袜子，擦干足，包括足趾之间部分。秋天足部皮肤干燥容易干裂，需要涂抹润肤膏。足部发生真菌感染需要彻底治疗，因为皮肤小的干裂、水疱和真菌感染很容易合并细菌感染。足上轻微外伤要及时处理，用乙醇或者干净水清洁，无菌纱布包扎。下肢血管病变也是足病的危险因素。我们强烈反对患者吸烟，长期吸烟的患者容易造成下肢的血管病变，如果发生足溃疡就很难愈合，有的患者因为足溃疡被截肢，丢掉了一条腿。糖尿病神经病变患者，容易起水疱，有的糖尿病患者一夜睡过来，突然足上就起了一个水疱，不感觉痛。处理水疱时应该用一个无菌注射器针头，穿一个小孔，里面液体就流出来了。或者抽出水疱内的液体，水疱皮不要撕去，几天表皮干枯就可以了。如果水疱大，需要要到医院去包扎一下。

几年前，我们做了多省市的调查，糖尿病足病患者平均住院天数在26天左右，花费在2万至3万元钱。如果截肢或者进行下肢血管介入治疗则花费更多。截肢后患者需要康复、家庭人员护理，这些费用还没有计算在内。

除此之外，还有哪些措施对糖尿病足病患者的预防是非常重要的？

最重要的一点就是糖尿病患者1年至少要做1次评估，评估足部有没有危险因素，如果足部畸形、糖尿病周围神经病变、足部胼胝等。对于有足畸形的患者，根据其严重程度，可以建议患者到骨科行矫形治疗，要穿特制的纠正足底压力异常的鞋子。也要评估下肢血管病变，如有没有动脉闭塞、有没有缺血，如果有缺血，轻的可以通过药物治疗，严重的可以介入治疗甚至传统的手术治疗。关于下肢缺血，有的患者会出现一种情况，走路走不到10分钟，腿就酸了，走不动了，就要休息。休息了一会儿，他又能走动了，再走又走不动了，像这种情况提示这个患者有下肢动脉闭塞。患者为什么走不动呢？因为活动需要增加下肢血液，而血管狭窄的患者不能保证下肢组织足够的血液供应，缺血造成下肢缺氧，乳酸堆积使足部酸痛。这种情况相当于冠心病的劳累后心绞痛，被称作间歇性跛行。严重的患者会出现休息时痛、夜间痛等。早期的间歇性跛行非常容易被忽视，有些人认为是关节炎、神经病变等，还有些人认为老年人足痛很正常。其实这时下肢缺血已经很严重了。到了休息痛的阶段就必须做下肢血管介入治疗才能够缓解，出现的足部溃疡则很难愈合。另外，一个重要问题是下肢血管闭塞和冠心病、脑血管病密切相关。因为都是大血管，都会发生硬化闭塞。所以很多患者在发生下肢血管闭塞的同时被发现有冠心病或者脑血管病。有人说，腿是第二个心脏，就是这个意思。发现下肢酸痛，尤其是间歇性跛行，一定要检查下肢血管，如做超声、踝肱动脉压指数测定等，这些检查非常方便、便宜，比较准确。严重病变的患者需要进一步检查下肢血管CT或磁共振或血管减数造影。同时，根据患者的心脑血管危险因素及其临床表现，检查心电图、颈动脉超声，甚至脑CT扫描等。

### 如何保护肾？

庄　丽：今天我们继续关注糖尿病并发症的监测，具体说说如何来预防糖尿病并发肾病，以及如何发现糖尿病肾病的早期信号，并发糖尿病肾病以后怎么样降低并发症发生的后果。

许教授，我看到原来卫生部卫生发展研究中心的一份有关糖尿病并发症的相关资料说，每100个糖尿病患者中约有30个会患有糖尿病肾病；而每100个发展到中末期肾病，需要透析或者是移植才能生存的患者中就有19个是因为糖尿病肾病所导致的。那么除了由此给患者带来身心痛苦之外，经济负担对绝大多数家庭来讲也都是一笔灾难性的支出，在糖尿病引起的各种并发症之中，糖尿病肾病能不能称得上是最凶险的并发症之一？

**许樟荣：**糖尿病肾病确实是个常见的糖尿病并发症，我个人认为第一个数据是差不多的，就是100个糖尿病患者中间有30%的人肾是有问题的，这个数据差不多。第二个数据实际是低了，就是说每100个做肾透析的和肾移植的人中间有19个是糖尿病造成的，实际上不止。过去在我国，肾病第一位的原因主要是肾小球肾炎，那时候糖尿病发病率是比较低的，现在糖尿病的发病率增加，糖尿病患者存活的时间长了，因此，肾的问题比较明显了。我们做过一些调查，到透析中心去做血透的患者，其中大概40%是糖尿病患者。在发达国家，糖尿病造成的肾问题是肾衰竭患者的第一位原因，也是透析患者的、肾移植患者的第一位原因。在发展中国家，经济比较落后，这个比例有所不同。我们国家100个肾透析、肾移植的患者中糖尿病患者的比例接近发达国家。第二，你刚才问到这个糖尿病肾病是不是最为凶险的并发症，那倒还谈不上。最为凶险是什么概念呢？最为凶险就是说这个病来势凶猛，病死率高，糖尿病最凶险的问题还是心血管问题，心血管问题起病急，来势凶猛，发展很快，处理不及时，患者会因为心肌梗死、心力衰竭和严重心律失常死亡。肾病变是慢性并发症，但糖尿病肾病进入终末期肾衰竭，是花费最高的并发症之一。因为如果一个糖尿病肾病的患者到了肾衰竭阶段了，要依靠血液透析才能活下来，就是说每周需要2～3次透析，每次花费都在数百元，所以1个月的话都要花好几千块钱，还不包括患者需要治疗糖尿病、高血压、心脏病等花费，有些患者因为贫血还需要应用促红细胞生成素、输血等。一旦进血液透析，患者的生活质量就迅速降低，喝水要严格限制，要家人陪伴来医院透析，还可能发生骨折等问题。我国政府和社会保障部门为血液透析患者做了许多好事，减免了很多费用，建立了许多肾疾病治疗中心，增加改善血液透析环境。但是血液透析仍然是不能逆转终末期肾病的。

**庄　丽：**造成糖尿病肾病的危险因素主要有哪些？哪些是重要的预防措施？

**许樟荣：**造成糖尿病肾病的危险因素，第一方面还是高血糖和高血压，糖尿病控制不好的、病程长的、长期高血压者容易发生肾病。有遗传因素和年龄因素，这是无法控制的因素。为什么有的人血糖控制得好，他也得肾病；有的人血糖控制不好，他也不得肾病。这跟遗传背景有关系。就是说，父母有容易患肾病的基因遗传给孩子。但是这种基因也是在高血压、高血糖等因素的作用下，促进了肾病的发生和发展。根据国外研究，不管是早期1型糖尿病美国的研究，还是2型糖尿病英国的研究都提示，如果严格控制好高血糖多年，糖尿病肾病的发生率会明显下降。1型糖尿病患者的肾病会下降到40%～50%，2型糖尿病患者的肾病下降到20%。第二方面是肾病和血压关系非常密切。糖尿病合并高血压的患者肾病变的损伤更加严重，疾病进程更快，尤其如果进入大量蛋白尿阶段，很快就发展到肾功能异常，这个阶段的血压控制需要更加严格。按照糖尿病治疗指南要求，没有肾疾病的患者血压控制在140/80mmHg以下，而糖尿病肾病患者的血压应力争控制在130/80mmHg以下。因为高血压对肾的不良影响太大。

加重肾病的因素还与蛋白质的摄入量有关。肾病早期阶段患者饮食中摄入的蛋白质要提高质量，减少数量。什么为高质量蛋白？就是摄入蛋白质的结构接近于我们人体蛋白质结构，这个指的主要是动物蛋白。比方说鱼肉、羊肉、牛肉、猪肉、蛋类和禽类蛋白质要比植物蛋白好。低质量蛋白质吃的越多，产生的废物越多，如肌酐、尿素氮等物质，这些对肾是有损害的。

所以如果发现微量蛋白尿，这时候蛋白的选择就是高质量的为好，同时减少摄入量，以减少对肾的影响。吃多少呢？按照蛋白质计算，每千克体重0.8～1.0g。这不是食物的重量，而是蛋白质的含量，要查阅有关书籍去计算。例如一个鸡蛋重量是40～50g，含蛋白16%～20%，其他部分是水分、蛋壳和其他物质如脂类物质。一个60kg的成年患者每天可以吃50～60g蛋白，蛋白质主要从主食、肉类里补充。我们吃的粮食，如米、面粉里也含有蛋白，蔬菜里含蛋白很少，可以忽略不计。已经合并肾病变的患者，不宜做剧烈运动。剧烈运动如篮球比赛等可以造成肾的缺血，加重尿蛋白的排出。此时，人的血压上升、心跳加快、呼吸急促。这是因为交感神经兴奋，使血管收缩，促进心脏排血以保障肢体的血液供应。这样肾会相对缺血。吸烟也可以引起患者血管的收缩，造成肾缺血。我们要高度注意。还有就是药物的选择。对于肾病的患者，我们需要非常谨慎地应用抗生素、造影剂类药物。有些氨基糖苷类的抗生素，如庆大霉素等，更要谨慎应用。已经存在肾功能异常的患者在选择普利类、沙坦类等降压药物时，要定期检查肾功能，如果发现血肌酐迅速上升，如增高超过原指标的30%时，要改用其他药物。做心脏、下肢血管造影时注意肾功能的变化。有的患者有错误的认识，肾有毛病了，需要吃多种保肾药物。实际上关键的问题不是靠哪个药物去保护肾，而应该控制好血糖、血压和造成肾损害发生发展的因素，防止肾病，或者是选择正确治疗来延缓肾病发展，如在肾病的微量白蛋白尿阶段，普利类和沙坦类降压药有助于减少尿蛋白的排出，这才是对肾的保护。不主张患者选择一些所谓的中药保肾药物去保肾，更反对用健字号、食字号的保健品去保护已经有了病变的肾。多种药物应用本身增加了肝和肾负担，因为肾要排泄药物的代谢产物。

　　许多糖尿病患者可能合并其他肾疾病，需要和糖尿病肾病鉴别。因为不同原因的肾疾病的治疗方法不同。在什么情况下需要检查是否合并其他肾病呢？就是这些难以用糖尿病来解释其肾病发展的情况，如蛋白尿严重而没有视网膜病变、血压迅速上升、近期内突然出现大量蛋白尿、肾功能迅速恶化、尿里出现大量红细胞以及近期内用过特殊的影响肾功能的药物等。在这种情况下需要请肾内科医生会诊，明确病变性质，有时需要行肾穿刺检查。很多患者听说肾穿刺就十分惧怕，担心穿刺的不良反应如肾出血等。就现在的医疗水平而言，肾穿刺检查的操作是在超声引导下进行的，是安全的，手术后医生会严密观察病情。肾穿刺的意义是对肾组织进行免疫染色，明确病理性质。对于肾病诊断十分必要。

是不是发现尿微量白蛋白阳性就一定是肾病呢？显然不是，有很多情况会干扰诊断。如尿路感染后尿中大量血球，会造成尿蛋白阳性；女性患者阴道炎症也会出现尿蛋白阳性；女性还有例假造成尿细胞和蛋白的改变等。高血压、高龄等因素也可以造成尿微量白蛋白阳性。所以要复查，糖尿病患者在6个月内2次尿微量白蛋白阳性且能排除其他因素才可以诊断糖尿病肾病。当患者发现尿微量白蛋白异常时，不要紧张，要咨询医生，进行相应的检查。

糖尿病肾病和糖尿病视网膜病变常常同时存在，因为这两种病变都是微血管病变。眼底病变指的是糖尿病引起的眼底微血管病变，肾病变是肾的微血管病变。所以糖尿病患者如果眼病很严重，肾完全是好的，这种情况相对少见。反过来，如果糖尿病肾病很严重，眼底是好的，则更罕见。所以这两个病基本上是平行的，但是从发病率来说，眼底病变的发病率要高于肾病变。因此，有严重糖尿病肾病的患者一般都合并有眼底病，而有眼底病变的糖尿病患者不一定有肾病变。但是，一些其他因素可以造成糖尿病眼底病与肾病不平行。例如，糖尿病患者合并高血压，血糖控制得很好，但血压控制得很不好，这时候会可以看到该患者肾病变很严重，眼底病变很轻，因为高血压对眼底病变的影响要较糖尿病轻，对肾影响则很明显。

糖尿病视网膜病变的防治与肾病相同，也是控制血糖、血压和血脂。糖尿病视网膜病变对患者饮食中蛋白质摄入量没有要求。严重的视网膜病变要限制剧烈运动，因为剧烈运动可能会造成眼底出血。吸烟对于视网膜病变不利，需要戒除。

# 第十九讲 老年糖尿病治疗的特点

**庄　丽：** 目前我们国家已经进入老年社会，老年患者发生糖尿病的机会明显增加。老年糖尿病患者的治疗有什么特点吗？

**许樟荣：** 老年糖尿病患者有下列特点：老年人群中糖尿病发病率高、血糖控制差；老年人餐后血糖增高明显，血糖波动大；低血糖发生率明显增加而且危害大，患者本人往往不能感知到低血糖的发生，就是发生了低血糖自己没有任何感觉，这十分可怕。因为低血糖，尤其是严重的低血糖，可以诱发高血压、心肌梗死等，更严重的长期的低血糖可以导致脑功能受损甚至造成痴呆、植物人。老年患者还有一个显著的特点，就是绝大多数患者服药的种类较多，高血压、血脂异常和糖尿病以及冠心病、脑梗死等多种疾病都是随着年龄的增加而增加，因此，一个老年人往往一天需要服用10多片药片甚至更多。这就造成了多种药物之间的相互作用以及药物代谢、排泄途径相互干扰等问题。加上老年人尤其是年迈的老年人往往记忆力减退，有时难免会发生漏服药或多服药等问题。因此，在药物治疗方面应该力求简单、更有针对性、更加安全。

老年糖尿病患者血糖的控制目标较中青年糖尿病患者更加宽松一些，原则上，65岁以上的老年人，血糖控制在空腹血糖$<7$mmol/L，餐后2小时血糖$<10$mmol/L，HbA1c$<7.5\%$就可以了。有严重糖尿病并发症或其他疾病的、年龄超过80岁的老年糖尿病患者，尤其是独立居住的、生活自理能力差或容易发生低血糖的老年患者，HbA1c$<8.5\%$也是可以接受的。当然，也有一些老年人各种情况都很好，虽然70岁、80岁但全身器官均

很健康，精神很好，自理能力强且无低血糖风险性，这些患者的血糖控制目标可以更严格一些，如HbA1c＜7%。一个最基本的原则是老年糖尿病患者一定不要发生低血糖和严重的高血糖。

老年患者饮食治疗原则：适当限制甜食但也不必过于严格，多进食富含膳食纤维的、升糖指数低的食物。这种食物为粗粮食物、苹果、柚子、梨、樱桃、柑橘等水果，进餐模式为少食多餐，吃得慢一些，多吃些蔬菜，少吃些主食。能量供应分配为糖类50%～60%，适当增加蛋白质食物，一般患者为1.0～1.3g/kg体重。口服二甲双胍、阿卡波糖、格列汀类等不宜引起低血糖的药物。尽量避免格列本脲这类容易发生低血糖的药物。一种药物的剂量不宜大。出现心脏功能异常、肾功能异常要慎用或禁用二甲双胍。最好根据老年患者的估算出来的肾小球率过滤来决定应用什么样的口服降糖药。应用胰岛素时特别注意低血糖。

运动锻炼方面宜选用安全性好、运动量不大的运动方式，如走路和游泳。走路时最好是平地中速或缓慢步行，宜餐后活动，不宜上下山路。避免跌倒。

老年糖尿病患者常遇到一些身体功能衰退的问题，如记忆力减退、行动迟缓，合并多种慢性疾病等，需要和谐的家庭环境和社会支持。治疗的原则是安全第一，疗效第二。根据个人情况确定治疗方法和控制标准。就是说同样年龄的患者有可能选择药物不一样，治疗的标准也不相同。

许多研究证明，老年糖尿病患者容易发生认知功能障碍，就是痴呆。有些患者出现记忆力减退，性格改变，不能完成简单计算，行为改变。如原来一个衣着得体的人突然邋遢了，一个很大度的人突然斤斤计较等，这些都有可能是早期认知功能障碍的表现。要建议这些患者及早到专业科室进一步诊治。

庄　丽：许教授，要积极的应用阿司匹林来降低发生心脑血管疾病的风险。那我记得前不久在网上有一条相关的信息是说，阿司匹林长期坚持应用，虽然预防了心脑血管疾病，但有风险，这样说正确吗？

**许樟荣：**阿司匹林最常见的不良反应是出血。所以阿司匹林用的时间长的患者，最危险的是消化道出血。对于用了阿司匹林确实容易出血的患者，比方阿司匹林用了后刷牙的时候牙龈出血，像这种情况下怎么办？那就不用阿司匹林，换氯吡格雷口服。阿司匹林造成胃出血常见于全身缺氧的、既往合并胃溃疡的患者。如果出现乏力、头晕、脸色苍白、心慌等，要及时检查大便隐血。阿司匹林引起胃出血只是发生在一部分患者，不能因为存在这个问题就不敢应用了。因为阿司匹林预防心脏血管疾病的效果是确切的。有人说，我定期静脉输扩张血管药物、活血化瘀药物，能不能代替阿司匹林呢？如果合并下肢血管病变等，可以静脉滴注扩张血管或者活血化瘀药物，但是阿司匹林可以避免血栓形成，降低冠心病急性事件的发生。甚至在发生急性心肌梗死时，还需要一次性口服阿司匹林300mg。

# 第五章

# 糖尿病饮食与运动

## 第二十讲　　饮　　食

**庄　丽**：糖尿病患者的饮食控制是基本的治疗，说来简单，做起来很不容易，我们怎样做到轻松愉快的坚持饮食治疗呢？

**许樟荣**：糖尿病饮食治疗的方法非常复杂。我在国外工作过，国外糖尿病中心都有专门的营养师，对于新就诊的患者，有护士来给患者测血压，记录其基本情况，做各种检查。医生告知患者是否存在慢性并发症，指导其药物治疗。有营养师来跟患者进行营养方面的教育，根据其具体情况来设计饮食。我国有的医院有比较好的营养师，开营养门诊，像北京协和医院，但大部分医院还没有这个专门的营养师门诊。所以这方面的工作部分也由我们的医生、护士来承担。

第一，糖尿病的饮食方面，有一个基本的点，就是控制总的热量。总热量就是进食的所有产生热量的食物都计算在一起。产生热量的食物有三大物质。第一类物质是糖类，包括淀粉，如平时吃的米饭、面条、玉米、小米等。淀粉就是由好多好多糖类分子组合在一块形成的，在胃肠内慢慢分解，以葡萄糖的结构形式被吸收。它会产生热量，1g的糖类不管是面条还是米饭，产生热卡是4kcal（1kcal=4.184kJ）。第二类物质就是蛋白质，蛋白质提供机体修复的必需物质，同时也产生热量。食物中主要蛋白质分两大类：动物蛋白质，鸡蛋、猪、牛、羊、鸡、鸭、鱼肉；还有植物蛋白，如大豆、米面等粮食中的蛋白质。蛋白质同样产生热量，1g蛋白质大概也产4kcal热量。所以吃含1g蛋白质的肉食和含1g蛋白质的素食，其蛋白质提供的热量是相等的。但是进食蛋白质的过程中，胃肠道消化蛋白的过程中会消耗掉一部分热量，这个我们化学上叫蛋白特殊耗能作用，就是说同样重量的淀粉产生热量多于蛋白类食物。第三类物质就是脂肪，包括动物脂肪，就是肥肉，如牛肉、羊肉、猪肉、禽类的脂肪。还有植物的一些脂肪，例如豆油、香油等。植物的脂肪酸和动物的脂肪不一样，冬天寒冷的季节，猪油、牛油等马上就结冻了。可是植物油冻起来就不太容易，就是说，动物脂肪的凝结点不一样。越是容易冻起来的油，含越多饱和脂肪酸，饱和脂肪酸多促进人体的动脉硬化。不饱和脂肪多，对于动脉硬化的形成有干扰。不饱和脂肪酸对人体心血管方面的不利影响要小于饱和脂肪酸。脂肪代谢同样产生热量，1g脂肪产生9kcal热量。

　　人体需要20种氨基酸，有8种是必需氨基酸，是人体自己不能合成的，哪个蛋白质含这8种必需氨基酸多，这个蛋白质质量就好。如果必需氨基酸越少，这个蛋白质质量越差。就是吃进去以后，必需的8种氨基酸如果少的话，其他蛋白质的合成是受影响的。人体需要多种蛋白质，同时葡萄糖、脂肪、蛋白质都是不可缺的。人体里面主要依靠糖类提供能量，比方说我们脑思考、心脏搏动、血液流动、正常呼吸，所有这些生理过程都需要能量来支持。能量首先是葡萄糖，大部分直接来自于血里葡萄糖，当葡萄糖提供的热量不够的时候，蛋白质也可以提供能量，但蛋白质转为能量，效率不如糖类。人体的组织结构需要蛋白质，人体的肌肉主要是蛋白质，人体的细胞成分需要蛋白质，所以蛋白质在人体里主要是修复、组织再生等功能。脂肪也不可或缺。人体身体许多细胞膜由脂肪合成。人体好多激素也是需要脂肪合成的。脂肪也是能量的仓库，脂肪组织也分泌激素。

　　这三大物质都可以产供应身体的能量。有了能量，人体才能够活动和思维，能够维持我们的生存、发育和繁衍后代。同时这些物质也是我们人体结构的一部分，人体结构就像盖房子，需要水泥、钢筋、砖瓦，一样的道理。这些都是人体的构成部分。但是作为糖尿病患者的饮食，就是要控制总的热量，主要是指这三大物质。当然这三大物质以外，我们人体里面还有维生素，还有矿物质，如钙、镁、钾、钠等，还有水，还有微量元素，这些都是我们人体所需要的。

　　糖尿病患者的饮食治疗不是像有人理解的那样不吃糖，也不是被曲解的饥饿疗法，而是一种健康饮食。需要控制总热量，这是第一条原则。不能说饭吃得很少，肉吃得很多，有的人喜欢吃零食，平时吃饭吃得不多，可是睡觉前看电视吃了很多的瓜子，瓜子仁是油料作物，吃很多花生、核桃，这些都是油料作物，一样会产生热量，吃多了等于没控制饮食。许多年轻患者喜欢快餐、高热量的冷饮、饮料等，这也不能叫控制饮食。

　　第二，营养结构合理。所谓结构合理指的是什么？就是说咱们吃的饮食里面，蛋白质、脂肪和糖类比例要合适。例如，一个年轻的中等体力劳动者每天300g主食，这是食物提供热量中的一部分，一般总热量的60%左右来自于糖类，这300g食物提供1200kcal热量。他一天需要2000kcal，余下的热量来自于脂肪、蛋白等食物。脂肪类食物提供的热量不超过30%。如果是一个年龄大的进行轻体力工作或者家务劳动的人，他每天需要的热卡只有1500kcal，其中60%来自于糖类，那就250g的糖类，可以按照米饭和面条等常见食物计算，这里指食物的克数是生米和生面。蛋白质的需要量，一般每千克体重为蛋白质0.8 ~ 1.2g，儿童、孕妇、生长期的青少年要偏多些。为48 ~ 72g，平均50g。可以选择一个鸡蛋、一杯牛奶、250g豆腐。如果一个人需要60g的脂肪，折算为肉食也就是100g。烹调需要的植物油不超过30g。这就是结构合理。不能荒废了3种营养成分的任何一种，如有些患者用肉食代替主食，或者用蔬菜代替主食，这些都不合理。

我们对于蔬菜的要求是每天约500g，以绿叶蔬菜为首选，约为9kcal热量。绿色蔬菜因其含热量很低，因此可以不限量，但是根茎类蔬菜要限制，包括土豆、山药、红薯。因为根茎类蔬菜实际也是主食，有些外国人就是把土豆当主食的。我国西北地区的百姓把土豆、红薯做成面食。所以如果将根茎类蔬菜当成粮食来吃，进食多了就要减少一定的主食。萝卜、南瓜、苦瓜等可以搭配。菌类蔬菜也很少提供热量，还有一定预防肿瘤的功效。十字花科蔬菜如卷心菜、紫甘蓝、菜花等也有一定预防肿瘤作用。紫色、橘黄色、黑色蔬菜提供较多的维生素A。血糖控制良好的患者每天进食一个中等大小的苹果、梨等不会影响血糖指数。

有些隐形的高热量食物要注意。如油炸食物含很多脂肪、果汁内含大量的糖分、汉堡等快餐热量超高。如麦辣鸡腿汉堡570kcal、麦香鸡汉堡400kcal，如果再搭配中薯条一份，热量340kcal。纯橙汁130kcal、中杯可乐150kcal，一对麦辣鸡240kcal。有些人钟爱的奶酪，提供380～390kcal。所以这些高热量食物只能偶尔选择。

第三，我们主张糖尿病患者少量多餐。不主张患者一天就吃两顿饭，有的患者早上不吃饭，这不合适。因为糖类是刺激胰岛素分泌的最好物质，如果一个人是饿了好几天以后去做糖耐量试验，做出来就像糖尿病一样，因为饿了好几天，他的胰岛素得不到刺激以后，进食后胰岛素释放缓慢，会出现高血糖。所以少量多餐对胰岛素分泌是一个比较合乎生理的刺激。很多糖尿病患者胰岛功能是逐渐减弱了，所以少吃一点，不需要大量胰岛素，换言之，这种状况下胰岛素还够用，血糖就不会明显升高。当然少量多餐也是要经过计算，把每次食物的热量统计在内，不是随意的吃。降糖药物或者胰岛素应该用在主餐之前。有些病史很长的2型糖尿病患者，胰岛功能极度衰竭，就像1型糖尿病患者一样，如果用胰岛素泵治疗，可以在加餐时追加少量的胰岛素。

第四，特别建议糖尿病患者进食时不要狼吞虎咽，可以吃得慢点。如一顿饭原来吃5分钟的，现在吃到20分钟，吃饭时间越长的，吃得越慢的，嚼得越细，血糖上升速度越慢，就不容易出现高血糖。人快速进食后，血糖会陡然升高，而患者胰岛功能损伤了，不能快速应对血糖突然的增高。慢速进食血糖升高慢，与胰岛素升高速度相匹配。人的饱腹感除了需要胃的膨胀外，还需要大脑的认可。当快速进食时，胃饱满了，大脑还没有认可，还想吃，就不能节制了。细嚼慢咽对胃也是一种保护。糖尿病患者喜欢吃粗粮、高纤维的蔬菜，咀嚼不细致必然会增加胃的负担。

现在越来越多的患者喜欢上了粗粮和高纤维的蔬菜，但是有慢性胃肠疾病的患者要适可而止。有些老年患者已经十分消瘦了，还每天吃大量粗粮等食物，这就留下健康隐患。我们曾经调查过糖尿病足溃疡病患者，发现他们存在严重的血脂降低、血浆白蛋白降低等营养不良问题。血浆白蛋白水平低的患者，机体抵抗力低，足溃疡难以愈合，而且感染严重且不易控制。根据调查，体重稍超过标准的患者寿命长寿。骨质疏松也偏爱消瘦的人。

以上的方法有点复杂，多少热量等计算困难。而且谁在生活中用秤秤东西吃呢？简单的方法记住"四个一"就行了，所谓"四个一"就是1天吃到1两瘦肉、1个鸡蛋、1两的豆制品（大概相当于4块豆腐干或者是半块豆腐）和一杯牛奶。这样基本的营养就够了，然后再加主食，大多数糖尿病患者差不多1天吃250g米饭或者面条就够了。如果吃馒头，每餐一个（相当于100g）。当然，体力劳动者可以吃300g甚至350g。老年患者可以减少一点，吃200g。当然主食如果少于150g，对于我们人体不好。副食太少，有时候也会造成营养不良。在特殊情况下，我们可以再调整。如这餐肉吃得多或者其他蛋白质吃得多，如鱼肉等，主食就得少吃。但是不能长期这样。

在肉类选择上，猪肉、牛肉和羊肉属于脂肪含量高的，鸡鸭等禽类属于脂肪含量相对低的。鱼肉脂肪含量低于肉类。有些人误认为只有猪肉含脂肪多，这不对。如果我们把同样分量的猪肉换成鱼肉就减少了脂肪。吃鸡鸭类肉食要少吃皮，因为鸭皮鸡皮含脂肪比较多。

水果也有大量糖分。如50g主食相当于葡萄糖38g，一个大的苹果含糖也是38g，如果吃了饭马上吃一个大苹果，热量就超了。如果非常想吃这个苹果。就要少吃50g饭。因此主张在两餐之间吃半个大苹果，或者一个中等大小的苹果。香蕉、柿子、火龙果的热量高于一般水果。草莓、猕猴桃属于低热量水果。南瓜是一种含食物纤维和糖分的蔬菜，不可以多吃。苦瓜类蔬菜对降低血糖有帮助，但是没有那么神奇。苦瓜素也不等同于胰岛素。有些人写文章将苦瓜素作为植物胰岛素并做广告宣传，这是不科学的，是忽悠糖尿病患者的商业行为。

庄　丽：糖尿病饮食治疗实际上很复杂，也是最难执行的。在日常生活中，我们发现许多人的做法有些错误。如有些人进行饥饿疗法，还有些人对无糖食品十分喜爱，有些患者对糖十分恐惧等。您分析一下，饥饿疗法有什么危害？无糖食品真的降糖吗？

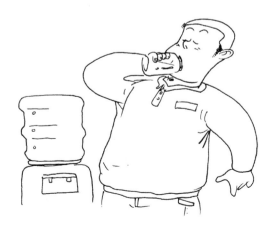

**许樟荣：**糖尿病饮食治疗确实是误区多多。其中一个就是，有的患者一得糖尿病以后就认为合理饮食就是吃的越少越好，所以有的患者1天吃不了100g饭，甚至1天就吃50g多饭。我们见过这种患者。例如，一个年轻的女孩因为长期不适当节食而得了神经性厌食症，她只要一看到食物就想吐，最后皮包骨头，一个30来岁的女孩子非常瘦，才30多千克，出现了绝经、贫血和低白蛋白血症。她的容貌就像40~50岁的人，头发脱落了许多，家庭生活出现了危机。她的家人十分焦急，到处求医。女孩虽然答应正常吃饭，但是吃完饭立即想办法呕吐。有些老年患者没有到厌食的程度，但是十分瘦弱，发生一些轻度感染要拖延很长时间治好。这些患者从性格上比较偏执、固执，生活比较刻板。糖尿病的饮食治疗首先要满足患者的基本营养需求，保持正常的体重。即使超重和肥胖患者，需要减轻体重，也要科学进行。

饮食还是要多元化。我们医院原来有个退休的护士长向我抱怨，我很注意控制饮食，早上都不吃饭，但是血糖还是控制不好。我问她早餐吃什么，她说吃4个鸡蛋，我告诉她，鸡蛋有蛋白质，还有胆固醇，也产生热量，而且还是高热量。有的

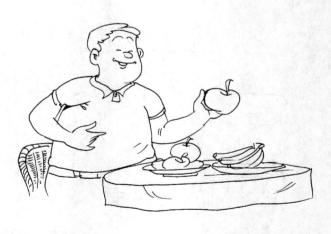

人说，我患糖尿病之后就不再吃大米，全部都是粗粮。把高粱米、燕麦、豆类、玉米在一起煮，每天就吃这些，已经好几年了。问他还能够坚持吗?患者说，真想放弃，随便吃饭了。这种误区在于对于粗粮的认识绝对化了。粗粮只能是食物中的一部分。普通的大米、面粉并不是糖尿病禁忌的食品。有些患者对于服用降糖药物十分抵触，希望饮食治疗解决全部问题。他们把食物减少到最少，血糖没有控制，人变得十分消瘦。生活质量很差，他们是牺牲了生活质量，甚至生命质量，以取得不用降糖药的效果。这绝对错误!

饮食治疗是基础治疗，是糖尿病治疗中间的一个基本环节，不是治疗的全部。所以当采用饮食治疗，血糖还控制不好的时候，该用药就得用药，不能用饮食治疗代替药物。有些患者过度相信保健品，甚至迷信保健品，总认为是药三分毒，保健品最安全;认为患糖尿病了，需要补充营养。于是买那个深海鱼油、高度浓缩的维生素、蛋白粉等。或者道听途说，相信能够降血糖的保健食品。有些患者不愿意多花钱购确有疗效的治疗药物，但买保健品却一掷千金。我们不反对用保健品，只是不要把它的作用夸大。维生素和保健食品不能治疗糖尿病。深海鱼油并不能纠正患者的血脂异常，并不是调脂药品。蜂胶、蜂蜜可能是很好的保健品，但是降低血糖的效果并没有得到证实。

按照合理饮食的方法，一般患者什么维生素都不缺，也不缺蛋白质，没有必要去刻意地补什么。什么样的患者需要额外补充维生素呢?有些特殊的患者需要补充，如有的糖尿病患者做了胃肠道的手术;怀孕妇女，恶心呕吐，不能进食。像这些特殊情况，我们要给补充一定的必要的维生素和蛋白质。我们的合理饮食要求粮食、蔬菜的种类多一些，蛋白质和脂肪类食物适当补充，不会造成营养不良。

庄　丽:糖尿病患者有时会感觉饥饿，可以吃东西吗?有其他应对的方法吗?

**许樟荣：**首先分析糖尿病患者为什么有强烈的饥饿感。糖尿病患者在严重高血糖时，大量的糖分随着尿排出体外，这样人体就缺少有效的糖分供应所需要的热量，人体就会动员肌肉、动员脂肪、动员组织里的糖分到血液。严重的高血糖会造成患者消瘦、口干和多尿。因为血糖高的时候，会刺激烦渴中枢，需要大量喝水。血糖升高后，随尿排出很多糖分，带走很多水分，所以这时烦渴多尿。大量的蛋白质、脂肪转为葡萄糖了，人的体重就会减轻，所以这是典型的"三多一少"临床表现。"三多一少"是糖尿病病情严重的标志，是由于高血糖所引起的。要解除这个问题，从源头上就是控制高血糖。不管是打胰岛素还是口服药，把血糖控制好了，这些症状就随之而消失，饥饿感就没有了。糖尿病患者感觉严重的饥饿感，首先检查血糖是否突然升高了？或者是否节食过分了？其次，要检查是否发生低血糖了？如果是低血糖，可以少量进食，甚至喝糖水。如果是轻微饥饿感，没有低血糖，就不要随意进食。实在难于忍受，可以进食热量低的食物，如海藻类食物。

有的人饿了，是由于药物用过头了，如胰岛素剂量大了，口服药品剂量大了。患者感到饥饿、心慌、眼花、头晕、出冷汗。严重的低血糖非常可怕，也十分危险，发作时有濒死的感觉。因此，患者往往饥不择食，反应性地过度摄食。有的患者是因为活动量大引起的饥饿，他同样吃这些饭，今天下午活动了1小时，运动消耗了血糖，造成血糖低下，那这种情况，就该补充饮食。第二天就要注意了，再活动的时候适当加餐，这样就不会造成严重的低血糖的发生。因为如果是饿了就吃，会增加体重，胖了以后胰岛素作用就更不好，血糖就更高，会发生更严重的饥饿感，会更多的去吃，这就形成了恶性循环。人越来越胖，血糖始终控制不好，胰岛素用量越来越大。

发生严重低血糖，可以吃一点糖块，甚至喝一杯糖水，为什么呢？真正低血糖对于大脑、心血管、视力都有严重影响。高龄患者甚至因此而威胁生命。如果低血糖比较轻微，稍微有点饥饿感，也可也吃点儿面包片，喝点儿稀饭什么都可以的。当患者发生神经系统并发症，或者老年患者低血糖发生时并没有饥饿感，会突然发生昏迷。所以老年患者血糖控制不能太低。

怎么避免低血糖呢？加强血糖监测可以及时和提前发现低血糖。一旦发生低血糖，就要寻找原因，调整饮食和运动方案，及时调整降糖药物，必要时减少胰岛素用量。

**庄　丽：** 在日常生活中，经常会遇到不能及时吃饭，例如加班工作、交通阻塞、外出购物等。应该如何处理呢？

**许樟荣：** 一般情况下，患者并没有准备在外面就餐，所以没有带胰岛素或者口服药物。到底耽搁多长时间才能够回家也很难确定。对于经常发生低血糖的患者，一定按时进食少量食物，如几片饼干、糖果或者其他食物。老年患者也要这样。因为低血糖会造成体力不支而出现问题。如果是饮食和运动治疗的患者拖延进食时间很短问题不大，回家正常进餐、正常用药。但是如果耽误时间很长，最好提前适当吃点食品。如果在家感觉血糖偏低了，尽可能及时测定血糖，血糖4～5mmol/L，要减少药物。如果是司机，一定要备好食物和甜饮料，感觉饥饿就及时补充食品。延误进食会发生低血糖，这很危险。当然，如果随身携带血糖测定仪，在可能情况下加强血糖自我检测就更好。糖尿病患者外出时最好准备一些预防低血糖的食物。对于接受胰岛素治疗的患者，这更是必须。

**最后是关于无糖食品和蜂胶等食物的问题。**

我们不要相信市面上很多无糖食品能够降糖。现在逢年过节，到中秋节了，好多人购买无糖月饼、无糖点心作为馈赠糖尿病患者的礼品。很多子女更是买了这些来孝敬父母。无糖点心吃起来口感还不错，实际上是用低热量的糖代用品取代蔗糖。食物里的面粉、油脂、干果与普通糕点一样。因此，月饼的热量一点不少。吃无糖月饼、无糖点心一样会升高血糖。用无糖食品代替主食就更不好，因为普通的馒头、米饭没有那么高的热量。糕点、月饼除了含有高脂肪，还含有防腐剂，大量吃显然不好。

**庄　丽：**糖尿病患者到底能不能食用蜂蜜呢？

**许樟荣：**不主张糖尿病患者用蜂蜜和蜂胶降血糖，因为蜂蜜毕竟还是一种糖，含有很多的蔗糖和果糖，也含有氨基酸。蜂蜜可以治疗便秘，但有的人吃了会升高血糖的。有的人说吃点蜂胶有好处，但现在还没有很客观的依据能够证明，蜂胶能够帮助防治糖尿病并发症。蜂胶可以促进改善免疫力，有助于皮肤黏膜的修复等。我们要把它当作保健品看待。进食后观察血糖的变化和疗效。蜂蜜里面主要含有一定的蔗糖，如果真的出现低血糖，喝点蜂蜜水是可以的，因为蜂蜜吸收起来还是比较快的。

**庄　丽：**糖尿病有不同的发病阶段，血糖水平不同，有些患者餐前血糖高，有的则是餐后血糖高。那么这些不同的情况，他们在饮食上有没有什么特别需要注意的？

**许樟荣：**在糖尿病早期，许多患者表现为餐后血糖增高，尤其是我们国家和亚洲地区的糖尿病患者。这个阶段主要是控制饮食的量，调整饮食的结构。如青壮年患者、体力劳动的患者、原来食量大的患者，注意适当减少主食，习惯由于节食带来的轻微饥饿感，多进食含纤维素的食物。习惯在外面进餐、应酬的患者要减少在外边就餐，减少高油脂、高蛋白的摄入。当胰岛功能损伤加重了，患者会出现空腹和餐后血糖均增高。这时需要特别注意晚餐，晚上餐后不活动，血糖增高会延续到第二天早晨。而且高油脂、高蛋白饮食引起的高血糖持续时间相对长。因为这些食物消化吸收慢，代谢分解慢。当然，如果胰岛功能损伤严重了，单纯饮食调整不能控制空腹血糖和（或）餐后血糖，就应该加上或调整降糖药物治疗，包括胰岛素的应用。

糖尿病患者如何在外面就餐是一门学问，这种情况通常都会遇到。首先点餐要有一些蔬菜，如凉拌蔬菜或者沙拉。可能的话，告诉厨师不要在菜里加糖。中餐中许多菜本身就是加用糖制作的，如糖醋里脊、拔丝菜品一类，要尽量避免。但是，对于血糖不高并控制良好的患者，偶尔菜品中加一点儿蔗糖，少吃一点儿也无大碍。当然，自测血糖会帮助患者知道吃一点儿含糖菜品后到底血糖变化如何。糖尿病患者最好先吃些主食，尤其需要在餐前注射胰岛素的患者。因为按照一般规律，先吃冷菜，然后是热炒和主食。聚会时间比较长，要防止低血糖。酒类只能是品尝即可。餐后可吃少量水果，其他甜食就不要吃了，如冰激凌、糕点等。在吃自助餐时一定要有计划，因为不断地取食物，这使得患者很容易忘记吃了多少。

当发生急性疾病，如感冒、发热、气管炎等，不想吃饭时，可以进食粥类的食物。很多人都知道米粥更容易升高餐后血糖。那是因为米粥在熬制中把大分子淀粉分解为糊精，容易被吸收。如果少量吃一些，一般糖尿病患者无大碍，发生疾病时更是如此。对于食欲很差的患有急性疾病的患者，进食一些果汁也无妨。关键一条是，处于急性疾病时更需要注意血糖自我监测。有的患者平时血糖控制较为满意，但在发热、突发心绞痛等应激状况时，即使不进食或很少进食，也可以出现严重高血糖，这就是所谓的应激性高血糖，此时应该及时到医院就诊。应激性高血糖预示疾病严重，需要紧急处理。

女性糖尿病患者分娩后如何度过"月子"？传统观念认为这时需要大补。每天吃几个鸡蛋、喝骨头汤和鱼汤，吃比较多的肉食，而产妇卧床、不活动，有的产妇甚至不能洗漱。需要注意合理饮食，太多的脂肪类食物增加产妇体重，升高血糖和血脂水平。在保证不受凉的情况下可以适当洗漱，防止皮肤和牙齿的感染。糖尿病妈妈喂奶好不好？从控制血糖角度讲应该提倡，母乳喂养不会增高血糖，还会增加婴儿抵抗力，也可防止产后乳腺炎。

# 第二十一讲 运　　动

**庄　丽：**运动是糖尿病基础治疗的手段之一，也是保健的方法。大家最关心的就是什么样的运动适合糖尿病患者？

**许樟荣：**适合糖尿病患者的运动挺多的，如何选择也是因人而异，因为每个人的年龄、体力、爱好和能参加运动的时间差别很大。最适合糖尿病患者的运动，就是走步。这种方法不需要任何条件，到处都可以走，老少皆宜，时间灵活，可长可短。可以结伴而行，也可以自己安排。体力好时走快些，累了就可以走慢一点。当然，一般中年和老年糖尿病患者走步，中等速度以上最合适。走路时摆动起双臂，昂头挺胸，步伐均匀。在阳光下走路还有益于防治骨质疏松。冬天走路时要防止手足冻伤，戴好帽子。夏季不宜在烈日下走路，在树荫下行走较合适。如果能够在树林里走路还能够享受天然氧吧。需要注意的是选择平坦的路锻炼，防止跌倒。

游泳是一种很好的运动方式，因为它舒展、运动四肢肌肉，提高肺活量。游泳对膝关节没有伤害，适合骨关节炎的患者。游泳需要一定的条件。注意不要空腹游泳，水温太低不能游泳，否则小腿肌肉痉挛很危险。合并冠心病、严重高血压、严重视网膜病变的患者不能游泳。野外的河流、湖泊、水库不能游泳，肮脏的游泳池也不能游泳。

骑自行车也是比较好的运动，但是不适合高龄的患者。骑车时要选择平坦的马路，速度中等。如果准备骑车远足，最好三五个人同行，可以互相关照。骑车前需要检查自行车的状态，看轮胎、刹车是否正常。

年纪大的人可以打太极拳，这种运动对人的心脏有好处，可以锻炼肌肉、韧带的柔韧。随着音乐起式的拳法十分舒展，虽然动作不快，却不轻松。学习太极拳使人平和、内敛。与太极拳相似的太极扇、太极球等有同样的功效。优美的扇舞更适合爱美的女性。还有些民间运动也很好，例如踢毽子、抖空竹等。许多小区安装了运动器材，锻炼上肢和踏车等，要充分利用。有些患者喜欢参加清晨或晚间广场舞，在不扰民的情况下，这是不错的选择，因为这种运动是集体项目，愉悦身心、不觉疲劳，而且容易坚持。

爬山也是一个很好的运动，但是不适合老年人。因为很多老年人都有膝关节退行性病变，上山和下山对膝关节都有损伤。山路崎岖，也增加了不安全因素。另外比如快跑、踢球适合年轻的糖尿病患者。但是有严重眼底病变的年轻糖尿病患者不适合剧烈的运动，如快跑、举重、游泳等，因为做憋气动作时可能使视网膜脱落。

**运动量多少比较适宜呢？**

糖尿病患者每周至少要有5次运动，每次20 ~ 60分钟，最多间隔2天，如果间隔时间长，则运动的效果很差。糖尿病患者的运动需要长期坚持，而不是突击性的临时运动。如果确无时间，可以每次运动时间短一些，比如10 ~ 15分钟，每天多运动几次，累计的时间也是不少于每天30 ~ 60分钟。如此效果也不错。如果是肥胖患者，希望通过运动减少脂肪，需要长时间坚持慢运动。中等程度以上的运动可以降低血糖。

**庄　丽：**有没有什么方法可以检测一下自己的这个运动项目和运动量是不是合适？

**许樟荣：**监测方法比较简单，就是看运动以后自己的感觉。运动结束后，微微有点出汗，比较舒服最为合适。如果大汗淋漓、十分疲乏则说明运动过量了。通过计算心率比较科学。简单的公式为170减年龄。一个60岁的患者，170减60，心率最高每分钟110次。一般老年患者乘80%，就是每分钟96次。这是运动后理想的最大心率。如果心率太快了，说明对于你而言，这个运动量过大了。运动量过大并不安全，容易造成心血管问题，还会升高血糖。没有并发症的年轻的糖尿病患者，其心脏储备功能好，心率快一些可以忍受，运动量大一些无碍。

在运动之前，最好做个体格检查。看一看你的心脏功能、肺功能的情况，有没有影响运动的糖尿病并发症。体格检查做了以后，医生会给你一个建议，你适合做什么样的运动、适合多大的运动量、运动多长时间合适等。如果存在糖尿病酮症、严重低血糖或严重高血糖都不适合运动。如果足部有问题、严重的膝关节病变、视力障碍、大量蛋白尿都不适于运动。在天气突然变化时，如大风、降温、下雨、炎热而潮湿的夏天，要改变运动方式，如在小区内活动等。老年患者、行动不便的患者，可在室内运动，保证运动中的安全。现在有些医院请专门的理疗师进行运动方式指导，测试运动时热量的消耗，有条件的患者可以参加这些活动。各种运动对于热量的消耗可以作为参考，因为同样的运动，每个人的效果是不一样的，例如快走、慢跑等中等运动，掌握均匀的速度很难，这与患者平时运动的习惯、耐力、体力和身体的基本条件等多种因素有关。

运动前要做准备工作，就是选择合适的鞋子、衣服，带上足够的水、预防低血糖的零食。准备去远的地方要告诉家里人。保持手机畅通，对老年患者尤其重要。有关节病变的可以用健走杖帮助自己。这种手杖减少关节的负重，年纪大的老年人可以选择多功能的手杖。带小凳子的，可以随时休息。听力不好的患者注意在人行道内侧走，带好助听器，防止意外。

**庄　丽：**如果运动后计算心率达不到指标，是否说明运动量不够呢？

**许樟荣：**一般是这样。摸脉搏要注意一个问题，一般正常人的脉搏与心率是一致的，就是心率与脉搏同步。有的人心律失常，比方说有心房颤动、心房扑动和期前收缩，这时候心率与脉搏就可以不平行。所以如果本身有心房颤动的患者要注意，不能靠脉搏来算心率。是否运动适当也要参考运动后的感觉。有些老年患者心脏功能不好，心肌储备能力差，运动一会就气喘吁吁，心里难受，就不能以心率来监测运动量了。老年患者运动的目的是增强体质，改善血糖控制，不能用来减肥。

运动不当是危险的，运动量过度还可以表现为升高血糖。我们都知道运动就降血糖的，但是很少人会想到运动可以升高血糖。我有个病友，56多岁，其他时间糖尿病控制得很好，就是每天早上7：00－8：00的时候血糖9～10mmol/L。我问他，早晨做什么运动？他说每天早上一场篮球，我说你56岁了还在打篮球，这个运动量太大了。运动量减下来以后，他这个空腹血糖就下降了。运动消耗了血糖，应该使血糖下降，然而他运动后为什么血糖反而增高呢？

剧烈运动后血糖升高是一种应激反应。因为人体运动量迅速增加后，人体需要更多的能量，就像火车跑得快就要更多的燃料去供应，这种情况下，血糖就会高。运动量很大的时候，心搏为什么会快呢？因为交感神经兴奋，其结果就是升高血糖。强烈的应激反应增加心脏负担。在进行竞赛性运动时，人的应激反应更高、更兴奋，对血糖影响更大。而进行舒缓运动时人心情平和，神经适当兴奋，保持心情愉快。提倡糖尿病患者持之以恒的运动比较有效。我们曾经进行一项有趣的试验。一组中老年糖尿病患者早餐后来到圆明园，先测血糖，然后在美丽的圆明园走路，大家说说笑笑，闻着露水、花香和泥土的芬芳，沐浴着初夏的阳光，眼前是绿草鲜花和园林美景，走了将近1小时后再次测血糖，大部分人血糖都有下降。很多人都惊讶，平常锻炼结果没有那么好啊？这就是最佳的锻炼方式，就是在轻松的心情下锻炼，人心情愉悦可以调动积极因素，调整机体状态。这就是我们常说的正能量吧！

不适当运动的伤害可以举一些例子。我们经常听到报道，有些学生参加马拉松或者长跑比赛发生猝死。什么原因呢？大部分患者死于心脏疾病，如心血管畸形等。要特别注意寒冷的冬季，不能够做剧烈的运动。我曾经碰到一个60来岁的科学家，负责我国航天摄像摄影，他就是在冬日最冷的早上5：00多去运动，在马路上跑步，结果猝死在马路上。被路人送到我院急诊时已经没有了心搏呼吸。非常遗憾！我当时就在急诊科。因为冬天特别寒冷，刺激血管收缩，这就造成缺血；患者运动量又较大，外周组织需要更多的血液供应。这些加重了心脏严重缺血，发生了心肌梗死或者严重心律失常，患者猝死了。所以运动不当会带来问题，有的甚至会带来严重的问题。老年糖尿病患者一定要牢记，太冷的时候，不能清晨运动，尤其不要在寒风凛冽中跑步，这样有风险。

**庄　丽：**糖尿病患者在做运动之前，最好进行一个体格的检查，这个体格检查通常是一些什么样的检查项目？

**许樟荣：**糖尿病的体格检查项目，基本的检查项目离不开像血糖、空腹血糖、饭后血糖。血糖特别高的时候不能运动。空腹血糖超过15mmol/L不能运动，因为运动了以后会出现酮症酸中毒。运动以后，血糖特别高和血糖特别低要寻找原因，如运动方式不对、运动程度太剧烈等。严重高血压也不能运动，否则会出现脑出血。还要检查并发症的情况，严重的眼底病变，运动后有可能发生视网膜剥离；视力不好也增加了运动的风险。大量蛋白尿、肾功能异常都不适宜运动。运动时血液流向肌肉，肾就缺血，肾功能就会明显下降，剧烈运动会加重蛋白尿。严重糖尿病肾病患者只适合轻微运动。刚吃完饭的人也不适合做剧烈运动，因为运动时大量血液进入肌肉等组织，会造成胃肠道相对缺血。心功能不好、肺功能不好的患者，如慢性阻塞性肺病患者，都不适合比较剧烈的运动，因为这些运动会给心脏带来更大的负担，会加重缺血缺氧。

有严重神经病变、畸形足的，这种患者也不适合运动。足部畸形，如夏科足病，运动时足部容易受损，足底出现溃疡，足的骨组织被破坏。有的患者关节本身有畸形，如类风湿关节炎、足趾畸形，运动容易引起骨折、关节的脱位。

患者可以采用其他的运动方式，有些患者不能参加剧烈运动，但可以在室内走一走。严重的下肢血管病变的患者，运动后下肢疼痛加重，乃至走一段路就需要休息，但休息一段时间后又可以行走一段距离，这就是所谓的间歇性跛行。对于这些患者，仍然鼓励患者坚持走步，因为下肢肌肉运动可以改善血液循环，可以逐渐增加步行距离。这就是改善下肢缺血的治疗。脑卒中的后遗症造成偏瘫，肢体肌肉萎缩了，甚至只能坐在轮椅上。这些患者可以被动运动，有家里人帮他做做按摩，在医生指导下进行康复训练，对于萎缩的肌肉有帮助，还可以促进脑部的血液循环，改善患者的精神面貌。患帕金森病的患者肢体痉挛、颤抖，患者进食、语言均有困难。可以在家属陪伴下进行康复训练。有研究证明，一天多次的运动要比集中一次的长时间运动效果要好，而且不容易疲劳。

什么时间运动最好呢？有些老年患者喜欢清晨运动，而且活动时间比较长。这样有一定风险。清晨是容易发生心肌梗死、脑梗死的时间段，主要原因是清晨血液黏滞度高、交感神经兴奋，容易发生高血压和高血糖，尤其是在寒风凛冽的冬季，更容易发生意外。空腹长时间锻炼有低血糖的风险。因此建议患者在餐后运动。在大腿上注射胰岛素的患者，不要跑步和快走，否则会促进胰岛素的吸收而发生低血糖。

生命在于运动是对的，但是运动是有关糖尿病治疗的科学，也有一个技巧的问题，为了运动安全，运动量要从小到大，循序渐进，有个适应的过程。要密切关注运动后自己身体的变化。为了增加运动治疗的趣味性，可以尝试不同的运动方法，还可以参加集体的项目，以增加社交活动，大家也可以互相鼓励和督促。运动治疗是需要坚持的，一蹴而就则没有效果。不适当的运动对于生命有伤害。

# 第二十二讲　关键的诊断环节

庄　丽：许教授，前面我们说过，糖尿病的诊断并不复杂，空腹血糖≥7.0mmol/L或者是餐后两小时血糖≥11.1mmol/L，如果患者伴有糖尿病的症状，其中任何一项指标不正常，就可以诊断是糖尿病了。那在没有症状的情况下，如果重复检查，仍然出现不达标的状况，也可以下诊断。但是患者容易忽略的情况是，对空腹血糖和餐后2小时血糖的时间概念比较模糊，今天的节目就请许教授帮助我们加深一下印象。这个空腹血糖为什么需要禁食8小时以上？还有就是餐后血糖是从放下碗筷开始算起还是说从吃第一口食物开始算起，以及诊断为什么要选取这两个时间点的血糖数值。

**许樟荣：**空腹血糖代表的是人体一个基础的数值，反映的基本是一夜不吃饭，为了维持血糖，肝糖输出的一个基础状态。这个空腹血糖的保持主要还不是胰岛素起作用，是肝糖的分解在起作用。吃饭后的血糖波动就会比较大，跟进食东西的多少、种类都有关系。空腹血糖是比较标准的一个状态，因为至少空腹8小时以上，一般是十几个小时的不吃饭，这个状态对任何人来说都是比较标准的，跟食物的影响很小，所以查出来的特异性比较强，这个值高的话，说明血糖确实是高的，并不是由于吃东西吃多引起的，所以我们一般体检的时候都喜欢用这个空腹状态作为一个基础。不光是血糖，包括血脂、肝功能等，一般都喜欢用空腹，排除了食物的影响。大家都是休息的状态，所以又排除了其他因素的影响，查出的结果特异性就比较强。

**庄　丽：**还有就是餐后血糖是从放下碗筷开始算起，还是说从吃第一口食物算起？

**许樟荣：**餐后血糖有食物的影响，相当于给了我们一个负荷，比如说吃的东西，也就是食物，经过我们的肠道，会刺激什么呢？刺激胰岛素的分泌。因为胰岛素是降血糖的，这就是一个负荷量，对于胰岛素功能好的人，吃了东西以后虽然血糖上升了，但是胰岛素很快分泌了，血糖就恢复到正常范围以内了。举个通俗的例子，就像走路一样，对于普通人来说，无论男女老少，大家都能走的动路，但是若要爬几层楼梯，就会发现特别胖的人和年纪大的人就会气喘吁吁走不动，爬楼梯这件事就造成了一个负荷量，这个道理跟餐后血糖是一样的。餐后血糖就是说，跟空腹血糖相比，敏感性高了，通过餐后血糖的负荷量可以发现，若胰岛功能稍微差一点，血糖就会升高，容易发现糖尿病。因为空腹血糖的特异性比较强，是排除了其他因素后准确的结果。而餐后血糖的敏感性比较好，容易查出问题来。但是餐后血糖又受很多因素影响，比如食物的种类、饭量的大小、抽血的时间，这些都会对血糖值带来影响。因此，我们查餐后血糖是有一些规矩的。比如刚才提到的计时的时间，查餐后血糖应该从食物到了嘴巴里开始计时2小时。

**庄　　丽：**那么也就是说从吃第一口饭开始。

**许樟荣：**从第一口饭开始。

吃饭还有一个进食时间，进食不能太慢。我们一般计时是指20分钟左右进食完毕。如果是做葡萄糖耐量试验的话，是有标准的，糖耐量试验是把75g葡萄糖化在了250 ～ 350ml的水里面，5分钟内要喝完，这就是一个标准时间。如果用葡萄糖耐量试验作为负荷量，应该是75g的葡萄糖；如果是吃米饭或者是吃馒头，一般是100g主食。比如做临床试验的时候，喜欢让患者吃标准餐，标准餐就是100g主食，例如100g方便面，这样检测的餐后血糖就比较标准，就排除了量的影响和食物种类的影响。因此，空腹血糖就是空腹抽血检验血糖，餐后血糖就是按照75g葡萄糖或者100g主食来帮助我们了解患者的血糖是否达到糖尿病的诊断标准。还有一种方法就是看治疗的药物，治疗到位不到位，平时血糖控制得怎么样。这样便不是作为诊断值，这是作为一个资料观察值，如果作为观察来用的话，希望患者按照平时生活来进食作为观察。因为有些老年人平时吃的比较少，比如平时就吃50g馒头，甚至吃不到100g，那这时候我们没有必要非要他吃100g。因为根据他平时的生活状态就可以准确了解到他的餐后血糖控制的好不好。如果这个时候硬要他吃100g馒头或者75g的葡萄糖再去检测的话，也不合适，因为这样反而容易产生一个假象，看上去患者的血糖挺高，实际上这个较高的血糖值是因为人为地使饮食量增加了，而他平时并不会进食这么大的量，所以在我们的工作中要注意。单从现实生活中来看，现在有些基层医院确实这方面做得不是太好，我到过我们很多的地市级的医院去查房、讲课，看到有很多的地方，患者的病情控制得差不多了，但来到医院以后又被要求重新查餐后血糖，而且要求患者无论如何必须吃100g主食。有的平时食量较小的患者吃了100g主食以后血糖就非常高，但这时候不能代表他的平时情况，若根据这个情况调整用药量，就容易出问题，因为他在医院吃的比平时多，血糖就高了，若增加了药物剂量，等到他回去了，饭量回到正常，反而出现低血糖了，这是不合适的。有的患者本来血糖控制好了，因为到医院来进行检查被要求吃了过多的东西，血糖又变高了，这样造成患者一个严重的高血糖。甚至于好几天血糖都恢复不了正常。在实际情况中还有一个就是有的地方的医保政策也有问题，像有些大城市规定糖尿病患者过了一段时间就要再重新复查，证实一下他还是糖尿病患者，这样才能够继续报销。这样一来，有的患者明明血糖控制的很好，过个2～3年又要到医院去重新做糖耐量试验，来鉴定他是不是还是糖尿病，结果患者又喝糖水又吃馒头，结果血糖又全高上去了。实际上这是没有必要也是不科学的，对患者是不负责任的，也是有些管医保的单位不专业不内行的一种表现，这对患者对医疗工作都是不利的。

庄　丽：看来这个糖尿病的诊断和监测，不光是说跟时间因素有关，而且是跟这个食物量、食物的种类都密切相关，是吧？

许樟荣：对，我们的目的如你刚才讲到的，如果诊断用，应该就是有一个国内外都统一的标准；如果平时观察用，那么就鼓励患者正常吃饭就可以了。

庄　丽：通过您刚才的解释，我们也了解到了，说这个空腹血糖和餐后2小时血糖，它所代表的这个意义是不同的，虽然不正常都可以被诊断为糖尿病，但这两个指标它对患者的意义不尽相同，那想请许教授来跟我们来解释一下，比如说要是空腹血糖不达标，或者是说餐后2小时血糖不达标，这两种情况对于患者自我调整来说，哪种情况相对容易调整，或者说哪种情况的不正常更严重。

**许樟荣：**在没有药物干预的状态下，糖尿病的发展情况是：一开始是糖尿病的血糖受损，糖尿病血糖受损最早的敏感指标是餐后血糖，我刚才已经讲了，餐后血糖是一个负荷量，等于是患者有一定的胰岛功能，空腹的时候血糖能维持正常，但一吃饭以后，比如吃100g主食以后，血糖就上升了，他的胰岛功能相对来说就不够了，所以往往最先表现为餐后血糖升高。那么等到餐后血糖高到一定程度的时候，时间久而久之，患者的胰岛功能越来越差，这时空腹血糖便也高了。就像一个人，如果体质出现问题的时候，爬楼梯会气喘吁吁，那么若再差下去，在什么活都不干只是坐着的时候都仍然是气喘吁吁的，那说明他的心肺功能就越来越差了。糖尿病也是这样，餐后血糖受损最先出现，那么等到餐后血糖受损到一定程度，胰岛功能就越来越差，连维持基本的代谢都成问题了，这时候查空腹血糖也就高了。所以一般来说，先是餐后血糖高，后是空腹血糖高。那么换句话来说，就是说相当一部分患者在空腹血糖正常的时候，餐后血糖已经是不正常的了，这时如果我们不查餐后血糖，便不能了解这个患者是否发生了糖尿病，若只查空腹血糖就会漏诊。根据我国的调查来看，如果仅查空腹血糖就会漏诊一半以上的糖尿病患者。因为我国几次流行病学的调查都证明，很多人都不知道自己有糖尿病，因为他从来没有查过餐后血糖，虽然每年体检都会查1次或者2年查1次空腹血糖都是正常的，但是若要做一个糖耐量试验，查查餐后血糖，就会发现这个患者实际上已经是糖尿病患者了。反过来，要查餐后血糖的话糖尿病就不容易漏诊，基本上都能够被发现，这是第一个概念。第二，你提到空腹血糖危害大还是餐后血糖危害大，那么这两个危害都大。从理论上来说，无论是空腹血糖高还是餐后血糖高都会对人体带来很大的影响，一个表现为本身的胰岛素功能受损，另一种更重要的情况就是高血糖会加重代谢异常，会加重动脉硬化过程。在这一点上，过去的数据已经证明，相当部分患者在餐后血糖高的时候动脉硬化的过程已经开始加快了。那么这是不是意味着餐后血糖高危害大而空腹血糖高危害不大呢？我不是这么认为的，因为餐后血糖高的话发现得更早，因为相当一部分患者餐后血糖高的时候空腹血糖并没有明显异常。我刚才已经讲过，一般餐后血糖更加的敏感，而空腹血糖更加特异。所以只要血糖开始往上升了，那糖化血红蛋白就开始高了，这会给患者带来糖尿病的脑血管、心血管、下肢血管病变，还有微血管病变包括眼底的病变、肾的病变、神经的病变，各种糖尿病的并发症都会明显地增加，因此，在糖尿病的控制方面，空腹血糖和餐后血糖都要进行严格的控制，只不过就是有一部分的患者餐后血糖是高的，空腹血糖却是正常的，所以大家这时候可以看到，餐后血糖高的影响是比较大的，实际上这是糖尿病的一个阶段。

**庄　丽：**如果患者已经是糖尿病患者了，然后两种情况都出现了，在用药治疗的过程中，在这个生活方式调整的过程中，哪一种相对更容易调整一些？

**许樟荣：**这就是刚才讲到的，我国的患者餐后血糖高的比例更高一点。糖尿病是空腹和餐后血糖都高，40%以上的患者都是这种情况；还有40%的患者是餐后血糖高，空腹血糖正常的；单单地空腹血糖高、而餐后血糖正常的这种患者很少，比例在10%左右。空腹血糖高和餐后血糖高其实反映的是糖尿病的不同阶段。那么从对人的危害性来说，一个是直接来自高血糖的危害，因为严重的高血糖可以死人的。我上次讲过，血糖特别高的时候，可以酮症酸中毒，可以高度昏迷，会导致死亡。那么还有一种情况，我们临床上见得更多的患者虽然血糖高，但并不是高到酮症、高到昏迷，那么这种高血糖患者主要的问题是长期的慢性的高血糖会带来很多的并发症。首先，糖尿病并发症就是血管的并发症，包括了眼、肾和神经，也包括了心脏、大脑、脑血管和下肢血管。根据现在的调查来看，当血糖稍微高一点的时候，对血管的危害性已经是存在的了，而且对如眼底和肾的微血管的影响往往要高过对大血管的影响。比如用餐后血糖值诊断糖尿病，我们知道餐后血糖 ≥ 11.1mmol/L 就可以诊断糖尿病。那么为什么要11.1mmol/L才能诊断糖尿病呢?因为当时在国外曾经做过一个包括美国的印第安人、埃及人等人群的研究，证明无论种族为何，当餐后血糖超过11.1mmol/L 的时候，人体里面糖尿病特异的并发症，像眼底病变、肾病变、蛋白尿的发生就明显地增加了，因此11.1mmol/L就是这样一个拐点。但是最近几十年的研究又进一步发现，实际上餐后血糖在 > 7.8mmol/L， < 11.1mmol/L 这个阶段的时候，很多患者的大血管病变就已经在明显增加了，比如心肌梗死、冠心病、心绞痛、脑卒中的发病情况都明显增加了，所以控制餐后血糖也是非常重要的。所以控制糖尿病不单要把空腹血糖控制好，餐后血糖也要控制好。对于一个患者，如果餐后血糖很高而空腹血糖正常，要比空腹血糖和餐后血糖都高的患者病情轻一点，胰岛功能也好一点，所以对于单纯餐后血糖高的患者，控制起来相对来说要容易一点。那么如果患者的餐后血糖还没达到糖尿病标准，就是糖耐量受损的患者。像这种患者主要是通过控制饮食、加强运动来降低餐后血糖。如果患者发展到空腹血糖和餐后血糖都高了，仅单纯饮食调整的作用就要相对弱一点，这时候，有的患者可能需要服用一些药物。另外空腹血糖高与餐后血糖高服用药物也不是一样的，从大血管病变的危害性角度来讲，餐后血糖开始高而空腹血糖正常的时候，就已经存在危害了，所以这时候虽然空腹血糖危害没有表现出来，但是餐后血糖对大血管的危害已经表现出来了。等到空腹血糖高了，餐后血糖一般都高，这时候危害性更大，这时不止是大血管病变，对微血管的危害性也体现出来了，所以这时要比控制单纯的餐

后血糖相对要困难一些。

　　**庄　丽：**由此也可见，就是我们拿到手里的检查指标有的时候也不能把这个标准看的特别的刻板，它也要和患者的具体情况结合起来，那一旦诊断为糖尿病以后，像我们刚才说的不管是餐后2小时血糖不正常，还是空腹血糖不正常，这样的患者通常有几种情况，首先是很多人觉得没症状不当回事，当然也有过于紧张的，就会四处的去寻医问药，这是两个极端，我们其实还把它看作对疾病的态度吧！归为一类，还有一类是多少了解一些糖尿病的患者，他们害怕药物带来的不良反应，于是就通过饮食、运动等生活方式调整来代替吃药，再有一种就是他们觉得生活方式干预太麻烦，于是就通过加大药量的方式来控糖，那在治疗问题上怎么样来平衡生活方式干预和药物治疗，以及心理因素对控糖的影响呢？我们下期节目再请许教授继续为听众朋友做介绍。

# 第二十三讲　治疗环节中如何平衡药物治疗和生活方式调整

　　**庄　丽：**听众朋友您好！我是庄丽，欢迎您继续收听系列讲座《糖尿病自我健康管理》，上期节目我们说到，就是我们手里拿到检查指标有的时候也不能把这个标准看的特别的刻板，它也要和患者的具体情况结合起来，比如说餐后血糖高于11.1mmol/L，它是一个并发症增多的拐点，刚才许教授其实还在无意中提醒了我们另外一种情况，就是我们大多数的患者去医院做检查，尤其是做血液检查的时候，他都是空腹的状态去查的，而空腹血糖它往往是在餐后血糖受损之后出现的这样一个损坏，所以仅仅是查空腹血糖的话，有可能会漏诊，那这种情况怎么办呢？像每位患者要格外注意他在体检的时候除了要查空腹血糖，最好还查一个餐后2小时血糖。

许樟荣：这就是刚才提到的空腹血糖特异性强，餐后血糖敏感性高，所谓特异性强就是查出来是什么就是什么，敏感性高就是容易发现问题，我们知道驾驶员要体检、招工要体检、上学要体检，体检都是查空腹血糖的，都是空腹状态下抽血，所以这个时候会漏诊相当多的糖尿病患者，那么为了做到不漏诊，就要提高诊断的敏感性，要把该查的东西都能查出来，要及早地发现，这种情况下，就要加测餐后血糖，但是也不是每个人都去加测，如果每个人都去查餐后血糖，必然成本就提高了，有的人是健康的也去查餐后血糖，即浪费钱也浪费时间，所以就要结合患者的具体情况具体安排检查。结合情况简单的来说就是发生糖尿病危险性大的患者更要查餐后血糖，这样的话能够做到早发现早治疗。那么什么是危险人群呢？第一，年龄40岁以上的人群，糖尿病发生的风险性明显增加；第二，跟肥胖有关，超重跟肥胖的患者糖尿病的风险也明显增加；第三，如果患者合并有高血压、血脂异常、脂肪肝或高尿酸血症，或者在吃一些如激素类的特殊的药物，这类人的糖尿病发病率也明显增高，检测餐后血糖很容易查出有糖尿病；第四，就是生过巨大儿的女性，巨大儿就是生下来的小孩子体重超过4kg以上体重的，这样的女性将来发生糖尿病的可能性就会增加；第五，还有过去有过血糖异常的患者，如过去血糖高，但后来再查血糖正常了，这样的人糖尿病发病率也是增加的；第六，就是坐办公室的脑力劳动者糖尿病发病率也增加；第七，就是有糖尿病家族史的人群得糖尿病的风险性要高于没有家族史的人。那么对于有这些危险因素的患者我们更要强调检测餐后血糖。所以对一名患者来说，当医生问你有没有糖尿病，你说我没有糖尿病，那医生就会问你怎么知道你没有糖尿病，你说我过去体检查过空腹血糖是正常的，这样来说没有糖尿病的把握还不大，把握性大的就是告诉医生"我过去查过空腹血糖，也查过餐后血糖，餐后血糖查出来也是正常的"，那才真正排除糖尿病。因为我们国家的现状就是如此，有将近1/2的新发糖尿病患者餐后血糖高而空腹血糖正常，所以仅仅查空腹血糖便会漏掉1/2的人；餐后血糖高的人尽管空腹血糖正常，但动脉硬化的过程仍然会加快，糖尿病并发症的发病率仍然会增加，所以我们应该重视餐后血糖的检查。

　　庄　丽：嗯！年龄超过40岁的，体重超重肥胖的，伴有高血糖、高血脂、脂肪肝、高尿酸血症的，还有怀孕期间血糖不正常，或者是生过巨大胎儿的，久坐的脑力劳动者，有家族遗传史或者是以前有过血糖异常情况的，这些人就是糖尿病的危险人群，最好在常规体检的时候，能加查一下餐后血糖，许教授，我们在前面的节目中跟大家介绍过说生活方式的调整是糖尿病治疗的基础和前提，药物治疗是糖尿病治疗的一个必要手段，那怎么样来平衡这两者的治疗关系，针对我们前面提到的几种极端的情况，您觉得怎么样做更好？

　　许樟荣：首先我想强调一点就是，我们现在谈的是糖尿病的预防，就是说当血糖开始高但还没有达到糖尿病的诊断标准的时候怎么来预防不发生糖尿病，这个就是我们所说的一级预防的概念。刚才讲到的糖耐量减退的患者实际上已经带有很多的心血管方面的危险因素，也很容易发展成糖尿病，那么，当一个患者被告知有糖耐量受损、空腹血糖受损、糖尿病前期状态的时候，确实有的患者非常紧张，觉得好像我离糖尿病不远了，听说糖尿病又是一个从目前来说不能完全根治的一个疾病，因此就高度紧张，有的患者就紧张得甚至吃不好睡不好。比如今天上午看了一个患者，40来岁，查体以后手机收到一个通知说自己是糖耐量受损、糖尿病前期，但具体的血糖值没有显示。患者很紧张来找我了，我先给他检测了一个快速的血糖和糖化血红蛋白，查出来完全正常，糖化血红蛋白5.2%，血糖5.3mmol/L，我跟他说放心好了，等到查体具体的血糖值出来后再来找我。像这种情况就是个体化处理，科学对待。什么叫个体化处理呢？同样是糖耐量受损，血糖的高低还不一样，我们所说的餐后血糖高，指的是餐后血糖≥7.8mmol/L到＜

11.1mmol/L，这个阶段都叫糖耐量受损，空腹血糖从6.0mmol/L到<7.0mmol/L这个范围以内都叫作空腹血糖受损，原则上是如果血糖越接近下限，我们越是主张生活方式干预，一般不见得要用药。比方说如果这个患者空腹血糖<7.0mmol/L，餐后血糖<10.0mmol/L，我一般都主张患者首先进行生活方式调整。生活方式调整说简单也简单，无非是吃的相对少一点儿。一般一天吃250g主食，如果做体力劳动就多一点儿可以吃到300g主食，每顿饭差不多100g主食，多吃点儿蔬菜，吃点儿瓜果也可以，肉食这一类也可以吃，但是稍微节制一点儿，然后每天要增加一点儿运动量，比如30分钟到1小时中等速度的快走。在这种情况下，基本上相当一部分患者的血糖就可以慢慢下来了，体重如果能够再减一点儿，一部分患者血糖就正常了，所以这个生活干预是最基本的。如果生活干预的措施确实做到了，但是血糖仍然高，这个时候就不要勉强，该用药的时候就用一部分药物就可以了。如果餐后血糖高一点儿，我们用α糖苷酶抑制药，就像阿卡波糖这样一类的药物；如果空腹血糖比较高，用点二甲双胍这一类药物。这些药物用下去以后可以帮助你控制血糖，而且实际上不良反应都是很小的。有的患者一听到用药，就觉得用药必然就有不良反应，这种想法是不对的，常规用药不良反应发生的概率是很低的，一般只有百分之零点几的概率。而且药物的很多不良反应都是可逆的，不服药了不良反应就消失了，所以在生活方式干预以后血糖还没控制好的情况下必要地用点儿药物是可以的。还有一种情况，对于工作和生活安排得非常紧张的患者，没有很多的时间定期活动，对于这种患者药物干预也是有必要的。但总体来说，对糖尿病前期的患者，我们主张的还是生活方式干预，这是第一。第二，即使是达到了糖尿病的诊断标准，已经是糖尿病患者了，生活方式干预也是最基础的。其中有一部分的糖尿病患者继续生活方式干预就可以使血糖回到正常。但有些年轻人，工作压力很大，应酬的机会很多，吃饭也不节制，慢慢血糖也高、血压也高，甚至有的

患者还尿酸过高，对于这一部分患者来说，服用一定的药物帮助他控制体重、控制血糖实际上是事半功倍的，是很值得的一件事情。所以我们需要具体情况具体分析，在糖尿病的早期阶段，尤其是在早期阶段同时合并高血压、血脂异常、肥胖的患者，生活方式尤其重要，如果生活方式干预好了，体重能减下来，饮食上能够比较节制，生活方式比较规律，那么一部分的人的血糖完全可以恢复正常，那这部分人不需要吃药，还有一部分人可能要少量地吃点儿药。第三，即使吃了一点儿药物也不要担心，药物的不良反应发生率很低，我们不要害怕，要调整心理状态和生活方式。比方说经常活动的人，经常锻炼的人，经常思维的人，他的脑子就好，就像很著名的一个作家，阳江，他103岁了现在还在写东西，所以关键在于不断地活动，不断地思考，衰老的过程就会减缓。当得了糖尿病或者是到了糖尿病前期这个状态，要有一个健康的心理状态和科学合理的生活态度，跟医生一块进行合作，就能把糖尿病控制得很好。

**庄　丽：**嗯！许教授，您刚刚说到这儿的时候，我两个感受，一个感受我是觉得这个患者真的挺幸运的，他碰上一个好医生，然后跟医生之间有一个良好的互动，这样的话既打消了他心里的顾虑，也让他的用药治疗更科学，那我想其实任何一个患者，他们都希望能够跟医生之间建立良好的医患关系，但是我们也知道，当前这个社会环境医患关系很多时候都以紧张的形式表现出来，那就想请您站在医生的角度给我们患者一些建议，比如说医生最喜欢哪一类的患者，或者说最怕碰见什么样的患者，患者的哪些习惯可能会让医生在心理上有一种自我保护也好或者说一种隔膜也好，不利于医患关系融洽的建立。

**许樟荣：**这个问题的确是非常重要的，尤其是像糖尿病、高血压这样的病。这样的病从某种意义上来说对于绝大多数的人都是一种终身性疾病，患上这类慢性病后，患者跟医生的关系不是一次性的，而是一种长期的，甚至是永久的一种伙伴关系，所以这个医患关系是非常重要的，这是第一点。第二点就是，要想好好治疗糖尿病、高血压这类慢性病仅仅是靠医生是不行的，因为很多的治疗，任何药物包括胰岛素治疗，都是在健康的生活方式干预情况下药物才能发挥疗效，甚至有的患者不用药，仅改变生活方式就能使糖尿病控制得很好，这里健康的生活方式就要靠患者、靠医生指导下的患者行为的改变。第三，患者一定要实事求是、科学合理。所谓实事求是就是要承认得病的现实，有的患者得了病却不相信自己得病，他觉得我过去都很健康，我怎么会有病呢？我们就跟患者解释了，因为任何事情都是从无到有的，从没病到有病，到有病再到病慢慢多了，慢慢重了，最后走向衰老，最后走向死亡，这是人的一个过程，这是不可避免的一个过程，所以不管得什么病，患者一定要有科学合理、实事求是的态度，这一点非常重要。患者不能老是采取一种抵触、否定的情绪：我不相信我得病了，于是从县里边到地级市检查、从地级市到省会市检查、从省会市到北京到上海检查、最后哪怕出国检查，最后都得出一个结论：还是这个病。最后花了很多的钱，耽误了很多的时间，这样的患者是不理性的。还有的就是有些患者自我保护意识过重，因为现在的社会上有些偏见，一想到医生，就想到看病就要给红包，医生才会给你好好看，中国人喜欢找关系，好像我找到关系医生才会给我好好看病，如果我这个人无亲无眷跑到医院去，谁都不认识，觉得医生给我看病就会敷衍了事。这是不对的，作为患者首先要相信医生，不要戴有色眼镜，医生说你该做这个检查，你就认为医生要我这个检查肯定是要多赚取我这笔费用；医生叫你吃这个药，你就想着医生跟哪个药厂有关系让我吃。这样的患者是没有办法看病的，而且即使看了病，效果也是不好的，因为他本身心理上就对医生有抵触，就不信任医生，这种不信任会在医生心中留下印象，医生就会有自我保护意识，比方说我跟你讲话要留下充分的余地，我跟你做任何的检查我都要做的比较充分的准备，否则你将来告我，我哪个地方没检查到，那就出问题了，这样一来反而会影响你的疗效，增加你的医疗费用。

**庄　丽：**嗯！刚才许教授说到这两点的时候，我就想起来，曾经看到过一个资料，说两个人的交流70%是情绪，就是如果两个人都属于一种良好情绪状态，相互信任的状态，这个具体的事情就相对容易沟通，如果要是在一开始相互不信任情绪对立，这个事，这个谈话估计就没办法再把这个良好的关系建立起来了，好的，谢谢许教授，谢谢听众朋友们的收听，我们这一讲内容就是这样，再见！

## 第二十四讲　治疗环节中不可忽视的 医患关系与心理因素的调整

**庄　丽：**听众朋友您好！我是庄丽，欢迎继续收听系列讲座《糖尿病自我健康管理》，上期节目我们说到，说两个人的交流，70%是情绪，就是如果两个人都属于一种良好的情绪状态，相互信任的状态，这个具体的事情就相对容易沟通，如果要是在一开始相互不信任，情绪对立，这个事，这个谈话估计就没办法再把这个良好的关系建立起来了。当然，我们知道医生一天要看几十个患者，工作环境有时候也不是很好，人挤着人，人挨着人，但是对于患者来讲，一大早的跑到医院，挂号、排队、缴费、看病，也是一个很焦虑的过程。

**许樟荣：**对，确实很不容易。

**庄　丽：**所以在这种情况下，要建立一个良好的医患关系，其实对双方都有一个从这个平和情绪开始的这样一个步骤。这是一个很基本的，就是要互相信任，互相真诚相待，互相关心，这是非常重要的。许教授，您在临床这么些年，有没有注意到患者的哪些做法可能是不利于建立医护之间的信任。

**许樟荣：**就是我刚才讲到的，实际上已经提到了，首先，一见到医生，患者就表现出非常不信任医生的态度。比如我过去在医院里管医疗工作的时候，有的时候医生一跟他讲，你这个病需要做手术了，需要做什么了，患者马上把录音笔拿出来，医生一讲话他便录下来，一旦医生哪里交代没到位，患者马上可以告医生，这样一来，由于患者对医生的不信任，医生就不敢给患者讲得很透彻，所以讲任何事都留有充分的余地，这样的话实际上是对患者不利的。所以，第一个就是对医生的信任。第二，我们希望患者对自己的病情和治疗情况有个基本的了解，看医生时效率更高。

举例来说，我自己本人，一个上午大概4.5小时的门诊，大概300分钟时间，那么300分钟的时间里如果我看30个患者，一个患者得有10分钟的时间，那么一个有15年、20年的病史的患者来开始讲病史，15年以前、20年以前怎么样，当时在哪个医院看的，我是不可能有时间全部听完的。所以我需要简要地了解你，第一个是了解你的现状是如何，所以患者需要把目前服用的药物数量、剂量跟我讲清楚。如果患者讲不清楚自己的治疗方案，那对我下一步的用药就带来困难了。第二个是你现在有没有合并症，比方说糖尿病的眼底问题、肾问题、肝及心血管问题等，如果有合并症比如肾不好、肝不好，有些药就不能用，有些药就要减量。如果这些问题患者都讲不清楚，就要安排做检查。第三个，我听完了患者所有的介绍以后，就会得出我的一个基本的看法，该做什么检查，该做什么治疗，那么这时候患者要信任医生。如果患者觉得经济有困难，可以告诉我，我可以给患者的检查减少到必须做的做，可做可不做的尽量不做，但你千万不要都拒绝。上周我有个患者，病程十几年，现在也出现蛋白尿了。女儿陪他从河南专门跑到北京来看病，结果我一查他的血糖非常高。他的空腹血糖大概是14～15mmol/L，餐后血糖20mmol/L以上，糖化血红蛋白大概13%，吃了两种药效果都不好，然后我就建议他住院，用胰岛素治疗好了以后再回去。他说不能接受，那我说你在北京住几天，然后做血糖监测，我在门诊每个礼拜给你看1次，帮你胰岛素量调好了你再回去，他又不能接受。那怎么办呢，我又说我给你开3种药，每天晚上打1次胰岛素，但是我希望你回去买个血糖仪，你每天早上测1次血糖，然后你把血糖值告诉女儿，女儿1周来找我1次，他说这个可以做得到。他上个礼拜回去了，他女儿今天来了，我一看血糖都很好，就是空腹血糖高一点儿，把胰岛素调整一下就可以了。我还跟他女儿说，你爸爸尽管比较倔，但是他今天现在能够做到每天都能测个血糖，坚持吃药，已经很不错了，你要表扬、肯定他，千万不要再去批评他。我们要鼓励这样的患者，所以患者若有经济或者其他方面的困难，要跟医生实事求是地讲，医生会帮你解决问题；你不要什么都不跟医生讲，然后医生跟你讲任何事你都持怀疑态度，这种情况，确实就很难解决。任何的解决措施都要靠患者来执行，患者既是受益者又是执行者。所以我觉得只要患者很信任医生，医生一定会很认真地对待你，而且如果患者有困难，医生一定会帮你解决。

**庄　丽**：嗯！信任和尊重是医生和患者之间建立良好医患关系的基础和前提，由这个过程我们也可以看到，就是心理和情绪对医患关系是一个影响，其实对患者本身的健康状况也是一个影响，今天上午，我在准备这个节目的过程中，我刚好看到非洲有一种吸血的蝙蝠，它专门吸野生动物身上的血，非洲野马是非洲蝙蝠特别容易吸血的这样一个目标，每次这个蝙蝠在非洲野马身上吸血的时候，这个非洲野马都会用踩呀、踏呀、暴怒、挣脱啊这样的方式，但是它总是挣脱不了这个吸血蝙蝠，结果呢，这个非洲野马最后就会死亡，而后来科学家研究发现说，这个非洲蝙蝠它吸的血量其实挺少的，并不足以使这个野马死亡，为什么这个野马后来死了呢，就是有的野马没有这方面的学习，它会用一种极端的情绪表达出来，结果这种情绪反过来作用它身上，造成了这样一个恶果，其实人也是一样的，对吧？

**许樟荣**：对！你这个道理讲得非常透彻，其实有的时候，患者不是死于疾病本身，而是死于对疾病的恐惧。我举个例子，有些患者的糖尿病病情并不重，血糖也控制得非常好，但是因为误听误信，他就听有的患者说糖尿病患者不能吃药，吃药都对心脏有害，必须要打胰岛素。因此，有的患者虽然只服药血糖已经控制得非常好了，但他仍然同时打着胰岛素，最后发生严重低血糖。低血糖严重的可以造成患者昏迷，再严重的变成植物人，甚至可以造成死亡。我最近就碰到一个患者，是我一个熟人的母亲，她用了约3周胰岛素，我在外地出差，我的那个朋友跟我打电话，说他妈妈突然昏迷了，人快不行了，他跟我说是打了胰岛素以后出现的这个问题，我说你赶紧给她吃点儿东西，他说要送去医院，我说先不着急，吃东西以后，看看情况怎么样，要是改善了，醒过来了，不一定要去医院，当然了，马上到北京来把胰岛素先减量了，再来找我。他的妈妈吃了东西以后就醒了，等到找我的时候我发现她的糖化血红蛋白只有5.1%，血糖完全都是偏低的，胰岛素剂量也不大，我就让她把胰岛素给停了。这个患者就是得了糖尿病以后，实际上病情非常轻，但是她就是听信了别人说你得了糖尿病，吃药是有不良反应的，因此必须要用胰岛素，所以她就经常低血糖。实际上，很多用胰岛素的患者到北京来看病，我都把他们胰岛素剂量减少或者停用了。用药是把双刃剑，用的合理是治疗疾病，用的不合理就可能带来疾病。再加上有些患者因为害怕糖尿病而采取了一些不当的行为，我再举一个例子，大概2周前，我看了一个年轻的患者，他就吃二甲双胍控制这个血糖，但是每天要走24km作为运动。我知道后非常吃惊，因为我每天都走路，10km要走差不多1小时20分钟，24km就要走将近半天了。我对患者说，你每天拿出四五个小时在走路实在没有必要，他说我要不走路，血糖就要上来，我就跟他讲，血糖就算上来了又怕什么呢，你现在就用了一种药，血糖上来，我们加药就是了。你还年轻，为了控制血糖，每天拿出四五小时来走路，影响你的工作，影响你的生活，有这个必要吗？你每天就走1个小时，如果血糖高一点，我们吃点儿药调整调整，血糖就能正常了，目标是一样的，控制血糖要科学合理。我刚才已经讲过了，要实事求是，科学合理，要理性，如果因为恐惧而采取了很多不科学的行为，对患者来说伤害也是很大的。我们也可以看到，有些糖尿病患者为了控制血糖，吃得非常非常少，最后营养不良，抵抗力非常弱。最后一旦发生心脏的问题很容易致命。

**庄　　丽：** 这都是属于心理不正常造成的吧！说到这儿我还想起一个数字，就是说看到一份资料说有70%以上的成年人疾病，都是身心疾病，就是即使身体上有一些问题，还有一些因为心理上的原因造成这样一个疾病，所以想知道许教授对于糖尿病这种疾病来讲，心理因素对他的影响有多大？

**许樟荣：** 影响非常大。根据我们调查，至少1/5的糖尿病患者合并忧郁状态。什么样叫心理有问题的，你可以看得出，有的患者得了糖尿病，他始终担心这个血糖今天怎么样，甚至于影响到睡眠，又担心吃药，觉得生活一点儿乐趣都没有了，忧心忡忡的，生活里很少有笑容，睡眠也不好，很早很早就醒了，记事又容易忘记，像这些都是心理状态不健康的一种表现。这种状态下，他会对糖尿病采取一种过激、过度的反应，比如只要血糖高一点点，他就觉得不得了了，于是晚上就睡不好了。实际上人的血糖总是会高会低，就像天气一样，每天的天气都不一样，今天可能高一度，明天可能低一度，一个季节里有一个范围值，在这个范围值里面高一点儿低一点儿都很正常，所以我们不要太关乎太细的细节，而忘了整体，整体就是整体的平均血糖水平和糖化血红蛋白水平。还有一种过激的反应是，医生给他加一点儿药以后他就很顾虑，他觉得今天加了1片药了，病情重了，实际上糖尿病的病情轻重跟药吃多一片少一片不是最密切的关系，病情的轻重而是与有没有糖尿病致死性的并发症密切相关，如肾衰竭和心肌梗死。血糖的高低是完全可以控制好的，控制好血糖、血脂、血压以后，很多并发症都不发生了，这种患者即使你用了2种药、3种药，仍然是轻患者；反过来，患者如果药用的很少，但是并发症很严重，仍然是个重患者。所以有的时候，我们对加1片药的恐惧远远要超过了加药带过来的好处，这就是一种心理的问题。

庄　丽：这是体现出来的在治疗过程中对治疗方案的这种心理影响，这种恐惧，其实还有很多是大家在日常生活中没有很好的学会处理自己的情绪，没有一个阳光的心态，结果就会造成很多疾病，在这方面的很多人会忽视，刚才前面我讲过的非洲野马非洲蝙蝠的例子，其实在很多情况下，当一个人情绪暴怒，或者是说灰暗、不正常的时候，它也会对血糖有明显的影响，应该说糖尿病也是一种身心疾病，对吗？

许樟荣：确实是这样，糖尿病是一个身心疾病，糖尿病患者在压力高的时候，睡觉都睡不好，整个人处在焦虑状态。实际上在焦虑状态人体内的激素就会升高，这些激素本身就会升高血糖，变成恶性循环。所以对于糖尿病患者，只要心态好、健康快乐，仍然是可以享受正常人生的。反过来，我们从人生的角度来说，你看能够长寿的人，心态都是比较好的，如果一个人，小肚鸡肠的，整天不高兴，整天睡不好、吃不好，整天怀疑这个那个，这样是不会长寿的，因为给身体带来的负面因素太多，这些东西对健康是有害的。

庄　丽：嗯！许教授，在我印象中我们曾经介绍过，在人体分泌的这么多种激素当中只有胰岛素是降血糖的，其他的激素都是会升高血糖的，当人在应激情绪状态的时候分泌那么多激素，那他一定就会把血糖带起来，所以这就是为什么随着我们生活节奏加快，压力越来越大，糖尿病的发病率也呈现出一个提前的趋势，所以不管是有没有糖尿病，我们都要在生活中学习释放压力，调整情绪，如果一旦得了糖尿病，我们去看大夫也好，怎么样也好，把情绪调整好，既有利于自身的疾病，也有利于医患关系的建立，为我们以后更好的控制疾病打下基础，还有再说一点，就是说糖尿病的治疗它离不开生活方式的调整，离不开药物的治疗，聪明的患者总会在治病的过程中摸索适合自己的经验，寻找到理想的治疗方案。而只是陷于一种

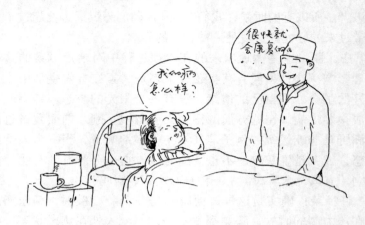

盲目情绪状态的患者往往进入一个死胡同，进入一个盲区，结果找了无数的医生，看了无数的病，走了无数的弯路，结果身体是每况愈下，这样的例子都不计其数，我们也希望我们的节目能给大家一个有益的提醒，在这方面既要平衡好生活方式调整和药物治疗的关系，同时要调整好自己的心理状态，这样才有利于你疾病的控制，好的！谢谢许教授！谢谢听众朋友们的收听！我们这一讲的内容就是这样，再见！

## 第二十五讲　血糖监测和治疗之间的关系

庄　丽：听众朋友您好！我是庄丽，欢迎收听系列讲座《糖尿病自我健康管理》，在糖尿病的治疗过程中，非常常见的一种现象是重治疗，轻监测，许教授在节目中讲过一个例子，有一个偏僻农村的患者，路途迢迢跑到大医院看过1次病，自从诊断为糖尿病，医生开过处方以后，患者十几年间就一直按着大夫最初的医嘱用药，要说起来这也是个好患者，这么听医生的话，但是他中间既没有复诊，也没有血糖监测，更没有药物调整，结果虽然一直用药却没有控制好疾病的发展，直到出现了严重的并发症才再次就诊，其实患者中类似这样的情况并不少见，只是或许没有这么极端，不至于十几年只看过1次大夫，但是只吃药却经年累月不做血糖监测的人却大有人在。造成这种情况的原因，可能是患者认识不到位，不了解血糖监测的重要性，也可能是经济原因，考虑节省，还有可能是监测不方便，至少是嫌麻烦。所以今天的节目，我们就分几种情况来说说血糖监测和治疗之间的关系。

首先我们还是有请解放军306医院糖尿病诊治中心主任许樟荣教授，许教授您好！欢迎您！

**许樟荣：**您好！听众朋友们好！

**庄　　丽：**许教授，我们今天关注的内容是血糖监测和糖尿病治疗的关系，血糖监测应该说是糖尿病自我健康管理非常重要的一个环节，那在前面的节目中您说过，您说没有血糖监测就没有糖尿病的强化治疗或者说是糖尿病的胰岛素治疗，可是血糖监测却没有引起糖尿病患者应有的重视，确是一个普遍的现象，那据许教授了解，像不重视监测的情况有多普遍，像我前面列举的那几个原因，全不全，还有没有别的原因。

**许樟荣：**血糖监测非常重要，监测就是观察到糖尿病患者治疗中的血糖变化，空腹、餐后、全天的血糖的改变，通过监测进一步做比较，比较以后使我们的血糖能控制得比较到位，用药才能到位。没有血糖监测，血糖的情况不明了，就很难把药物用得很精细很到位，那么特别是对打胰岛素的患者来讲，如果不做血糖监测的话，就很难把胰岛素打好。当然打胰岛素也有几种情况，对于白天吃药，晚上打一针胰岛素的患者来说，也是要做血糖监测，一般来说，空腹血糖基本上就能够反应出问题来，帮助调整胰岛素剂量。隔一段时间做一个全天的监测。对于每天打2次以上胰岛素的患者来说，血糖监测就更加重要，因为这种患者的血糖完全受外面打进去的胰岛素的控制，如果不做血糖监测的话，胰岛素的用量是没有办法调整好的。每一个人的胰岛素用量规律都不同，并不是说胖的人胰岛素剂量大，有时候瘦的人也需要大剂量。所以胰岛素是一个完全个体化的治疗，每个人的情况都不一样，使用胰岛素的基本前提就是血糖水平，血糖水平低的情况下，胰岛素剂量就要减少；血糖水平变高了，胰岛素剂量就要增加。然后通过多次的血糖监测，反复调整，把胰岛素剂量调整到位。到位就是把血糖尽量控制到正常或者接近正常水平，同时又不发生低血糖。但是，打了胰岛素以后现在血糖控制好了不等于今后都能控制得这样好，实际上，随着年龄的衰老、体型的变化、饮食的改变，胰岛素剂量还要根据血糖水平不断调整。所以刚才讲到的那个患者，一打了胰岛素十几年不间断，最后眼睛瞎掉了才来看病。所以说为什么打了胰岛素还会眼睛瞎呢？就是因为打了不等于治疗就到位了，现在到位了不等于永远到位了。因为糖尿病是一个不断发展的过程。比如打了胰岛素以后，仍然血糖很高，患者慢慢肾功能不好了，他的胰岛素通常要减量，不减量就会低血糖，所以这又是胰岛素的治疗在血糖监测的基础上才能使胰岛素治疗到位。降糖药的调整也要根据血糖监测，没有血糖监测就没有降糖药物的精细调整，没有精细调整就很难做到治疗的血糖达标。我们所谓糖尿病治疗的达标，从血糖的角度有空腹血糖达标、餐后血糖达标，还有就是24小时的血糖达标，最后就是糖化血红蛋白达标。这个概念都不一样，首先要使患者空腹血糖达标是比较容易的，早上起来测一个血糖，如果高那么我们就调整调整药物，使空腹血糖达标；还有相当一部分患者餐后血糖仍然是高的，那么要把餐后血糖达标；餐后血糖如果正常了，那么还有的患者晚上、夜里的血糖还是高的，那么我们还要全天的血糖达标；那么全天的血糖达标了以后，最后要做到一段时间的达标，就是糖化血红蛋白达标。因为糖化血红蛋白反映的是 8 ～ 12 周的平均血糖水平，但是糖化血红蛋白并不能代表你平时的点血糖，它是个平均值。如果一个患者有的时候血糖高，有的时候血糖低，他的血糖不正常，但是糖化血红蛋白可能是正常的。如果是一个患者，糖化血红蛋白值跟血糖值对不起来，糖化血红蛋白比较低，可是血糖还很高，那就说明这个患者肯定有其他的时间发生严重低血糖了，这种情况下，还是要加强血糖监测。还是一句话，没有血糖监测就没有很好的治疗到位，对于打了胰岛素的患者来说，没有血糖监测的胰岛素治疗是十分可怕的，是要出事的。

**庄　丽：**不管是打胰岛素，还是服用药物，都离不开血糖监测，只有血糖监测作为保障，它才能让我们血糖调整在一个相对理想平稳的状态，那我们前面节目中还介绍过说糖尿病的监测，它有点的概念，有段的概念，还有谱的概念，差别就在于了解患者的空腹血糖状态，餐后血糖调节状态和血糖的波动规律，这样来摸索出恰当的用药种类和剂量，但是监测过于繁琐或者说调整方法过于烦琐，都会让患者难于坚持，在监测和治疗调整的这样一个相互关系中，患者怎么样做能够达到相对简单的这样一个目标？

**许樟荣：**这个问题非常好，也非常贴合实际，也会帮患者解决很大的问题。血糖监测怎么能够做到经济、合理、科学，还是一句话：个体化处理。首先，我们要把患者分类，如果这个患者仅仅是口服降糖药没有打胰岛素，血糖监测不需要过于频繁，1周查1次、2次血糖就可以了；如果患者血糖一直控制的很好，糖化血红蛋白也很好，运动很规律，又没有用胰岛素，就是口服1种或2种药，这类患者1个月做1～2次血糖监测也能说明问题，如1～2个月查1次空腹和餐后的血糖，然后2～3个月查1次糖化血红蛋白，这个从血糖的角度讲就可以了；如果患者口服药控制血糖不太好，开始口服药加睡前1次胰岛素，这类患者可以1周做2～3次的空腹血糖监测，根据空腹血糖的监测结果来调整激素胰岛素的用量，等到空腹血糖控制好了以后再测一个餐后血糖，进一步调整胰岛素用量。像这种情况的监测举例来说，每周我们固定一天测血糖，可以是周一，也可以是周二，那么第1周测一个空腹加早餐后的血糖，第2周测一个空腹加午餐后的血糖，第3周测一个空腹加晚餐后的血糖，然后根据这个情况来调整胰岛素，这样的话，1个月也就测6次血糖，花钱也不多，大概30来块钱，就能够把患者的情况反映得比较全面。如果患者打2次以上胰岛素，没有用口服药，像这样完全打胰岛素的患者，我们血糖监测的频率就要增加了，因为打胰岛素的患者血糖完全由胰岛素控制，血糖的高低跟打胰岛素的剂量直接相关，所以这种患者如果病情稳定，每周做一天的血糖监测，比如可以在第1周测一个空腹、三餐后2小时和睡前的血糖，第2周测三餐前、睡前的血糖，通过这个交叉的监测，就可以知道餐前餐后的血糖如何，然后根据血糖情况来调节胰岛素的治疗。对于2次以上胰岛素治疗但病情控制不太好的患者，血糖监测一般就要多一点儿，1周可以做2天，每天做7次甚至8次的血糖监测。7次就是三餐前、三餐后2小时和睡前，8次就是在7次的基础上再加一个凌晨2：00或3：00的血糖，这样能够全面了解患者的血糖水平，使血糖调整更加精细，能够使患者既不发生高血糖，也不发生低血糖。还有就是根据患者的胰岛功能决定监测频率，胰岛功能比较好的患者血糖监测次数不需要太多，胰岛功能越是不好、调剂量越是难调的患者，那么血糖监测的频率就要增加。通过增加血糖监测的频率，根据患者全天的血糖谱的情况来决定治疗方案。还有一种特殊情况，就是还有一些糖尿病患者，十几岁就是糖尿病，到了20多岁了结婚怀孕要生孩子，也要加强血糖的监测。因为血糖监测好了才会有健康的孩子，如果血糖监测不好，一会儿高血糖，一会低血糖，那么对胎儿的影响是非常大的，有可能将来死胎，也有可能生下来一个畸形胎儿。如果原来病情稳定的，但现在因为脑卒中、脑出血、脑梗死、心肌梗死住院的患者，或者外科要做手术的患者，血糖监测频率也要增加，调整胰岛素治疗方案，血糖控制好了以后才可以做手术。

　　庄　　丽：嗯！要做好血糖监测，其实作为疾病管理一个很重要的方面，就是建议大家，自己准备一个血糖仪，血糖监测方便，那想问问许教授，怎么样挑选血糖仪，现在市场上血糖仪种类也很多，许教授给大家一些建议好吗？

**许樟荣：** 要想做好血糖监测，挑选一台合适的血糖仪是必不可少的。血糖仪无论是国产还是进口，无论贵还是便宜，我国在上市之前都进行过大量临床观察，质量可靠的产品才允许上市。因此，目前已经上市的血糖仪作为血糖监测设备都可以放心使用。在购买了血糖仪之后，更加关键的一点就是要选择合适的试纸。试纸的价格差距比较大，有的试纸5元1条，有的4元1条，也有的2元1条，患者可以根据自己的经济条件来选择。在这里要强调的是，无论试纸多么好，如果血糖仪的操作技术不规范，也是测不出正确的血糖值的，所以不要一味地追求昂贵产品，认真阅读说明书或向医护人员请教掌握正确操作方法才是最重要的。使用试纸时，要注意看有效期，一般位于开口处；同时还要注意试纸不能储存在高温环境下（如暴晒的阳台），应放置在常温下储存。另外，有些试纸上面附带一个条形码，这个条形码是用来矫正试纸精度的，因为每批试纸生产出来的时候测量的精度不完全一致，所以试纸的条码可能分7号码、8号码，每个条形码有自己的矫正系数。在使用血糖仪的时候，一定要看这个试纸的编码是多少，要按照试纸的编码数字在血糖仪中正确输入，这样试纸和仪器才能配套，测出的血糖值才最准确。此外，还要注意采血量。采出的血应把试纸上方形小垫正好涂满，这样才能测量出正确的血糖值。如果只涂了一半甚至1/3，那测出的数值一定是偏低的。通常应从指腹（指尖旁肉最多的部分）侧面取血，这样血量比较多，疼痛感也较轻。有血滴出现后，有的血糖仪需要用试纸擦掉血滴，有血糖仪不需擦去直接在机器上电感应即可，这就需要认真阅读说明书，按照仪器操作规范进行操作。最后，血糖仪需要定期校正。血糖仪购买时包装里往往还带有1个校正液，外形就像眼药水一样，这个液体含有一定量的葡萄糖，测出的数值是固定的。所以使用血糖仪一段时间以后，就要用这个机器测量1次校正液，如果校正液测出来的数值和标准是一致的，说明血糖仪是准确的，否则便需校正。

**庄　丽：** 挑选使用血糖仪看来还是个技术活，而且它对我们能够实现相对准确地测血糖意义还是很重要的，在这上头，患者不要大意，好的！谢谢许教授！谢谢听众朋友的收听！我们这一讲内容就是这样，再见！

# 第二十六讲　把握关键环节，减少并发症的危害

**庄　丽：** 听众朋友您好！我是庄丽，欢迎收听系列讲座《糖尿病自我健康管理》，上期节目我们说到借助一些工具可以帮助糖尿病患者实现事半功倍的控糖效果，比如说血糖仪，就是糖尿病患者必备的健康管理工具。许教授觉得除了血糖仪之外，对糖尿病患者来讲他们还可以准备一些什么样的工具或者说是辅助的，像现在这个"互联网+"概念这样的管理软件，能够帮助患者有效的控制血糖？

**许樟荣：** 在糖尿病的自我健康管理中，借助一些工具能够达到事半功倍的效果。糖尿病最关键的控制指标主要有几项，众所周知第一是血糖，但除了血糖以外，血压、血脂、体重及必要时抗血小板治疗也很重要。我们建议"糖友"除了必备血糖仪之外，最好买个血压计，能够在家定期自己测血压；再购买一个体重秤，尤其是较胖的"糖友"，定期称称体重就知道自己体重控制情况，如果重了就少吃一点儿，如果在短期以内，体重下降超过5% ~ 10%，就需要到医院检查。对于热爱学习、喜欢钻研的"糖友"来说，厨房小天平也是必不可少的。医生、书籍、报刊中所推荐的进食分量都是指生重，也就是食物干的重量。拿米饭举例来说，若一位糖尿病患者一天应吃100g大米，那么这指的是100g干燥的大米粒，那么这100g大米粒到底能做

多少米饭呢？这时用小天平称一称就知道了。小天平的作用主要是让我们知道食物生熟不同状态下的大概份量，不需要太精确，多称几次就能够灵活掌握了。如果再有条件，可以再准备一个腰围尺，定期测量腰围变化，可以更好地控制体重。这些实用小工具都是为了糖尿病患者在实现血糖控制达标的情况下，进一步实现血压和血脂、体重的达标。高血压和血脂异常与高血糖可谓孪生兄弟，相伴相生，它们都是心脑血管并发症的主要危险因素，在平时日常生活管理当中，"糖友"应齐头并进，不能只重视血糖而忽视其他，这样是不利于糖尿病并发症的预防和治疗达标。

**庄　丽：**糖尿病患者准备一个血糖测量仪、血压测量仪、体重秤，还可以准备一个做饭用的食品秤，或者再准备一个腰围尺，其实刚才许教授列出的这些工具，都是为了高血糖患者在实现血糖控制达标的情况下，还要实现血压、血脂、尿酸、体重这样的一个达标，因为高血压、高血糖、高血脂甚至是高尿酸血症很多时候他们都是孪生兄弟，相互的伴生，只是这个发生的前后顺序不一样，许教授在节目中介绍过一个数字说糖尿病患者中3/4伴有血脂异常，1/2是高血压患者，1/4是尿蛋白不正常，对于高血压、高血脂、高血糖来讲，他们对身体最大的危害都在于并发症，尤其是心脑血管并发症，他们都是心脑血管并发症的危险因素，在平时日常生活管理当中，是要齐头并进，不能够重视哪个忽视这个，这样都不利于疾病健康状况的管理的，那在这方面，许教授是不是临床上碰见的例子就更多了。

**许樟荣：**糖尿病的控制不仅仅是血糖，血压对于病情的影响也是很大的，血压的影响可以体现在两个方面。第一，普遍性：糖尿病患者合并高血压的患病率很高，约有一半"糖友"患有高血压。第二，危害性：糖尿病患者一旦合并高血压，糖尿病并发症的发展都会加速，尤其对于已有蛋白尿、眼底病变的患者，这个时候高血压对视网膜和肾的影响是很大的，而且糖尿病合并高血压对心血管的危害也不容忽视，高血压状态下，糖尿病患者的卒中、心肌梗死和下肢血管病变的患病率都会升高；反之亦然，即高血压的患者合并高血糖，这些病变的患病率也明显升高。血脂异常对于糖尿病的病情影响也很大。高血糖本身就容易使动脉粥样硬化，如果再合并血脂异常，动脉粥样硬化的风险更高。实际上，糖尿病患者70%～80%的死亡原因都来自心血管问题，血脂异常可谓心血管的一大杀手，所以血脂对于糖尿病的的影响也不容忽视。除血压和血脂以外，体重也是一项重要指标。我国95%的糖尿病患者都是2型糖尿病，而2型糖尿病患者大多数都是肥胖的，肥胖人群的危险因素更加严峻，往往同时伴有高血糖、高血压、高血脂、高尿酸血症和脂肪肝，这些症状的源头就是肥胖，而体重降低之后这些问题都会好转。对于50岁以上的糖尿病患者，心血管危险因素中还有一个特殊的危险因素，就是吸烟。我国吸烟率非常高，吸烟人群更容易发生糖尿病的并发症，如心脑血管病变和下肢血管病变，所以吸烟的患者必须要戒烟。另外，运动等生活方式干预手段必不可少，糖尿病的治疗是一个综合的治疗，这一点非常重要。

**庄　丽：** 嗯！糖尿病的治疗是综合治疗，这样才能尽量的避免或者是说推迟并发症的出现，我们说糖尿病的发病年龄目前是有一个年轻化的趋势，但是总体来说它还是一个中老年人患病率更高的疾病。那我们都知道很多老年人都是从艰苦岁月走过来的，有一个特点就是什么事能扛就扛，可是这个对于糖尿病患者来讲很多时候就是特别可怕的一件事，比如许教授总结说任何疾病都有一个从轻到重的过程，有从可以治疗到难以治疗到不可治疗的这样一个过程，许教授是国际糖尿病组工作组成员兼亚太区主席，那换句话说是国内糖尿病足病的学科带头人，我们就以足病为例来跟大家介绍一下，糖尿病患者遇到哪些情况坚决不能扛。

**许樟荣：** 以糖尿病足病为例，糖尿病足病是糖尿病比较晚期的慢性并发症之一，它给患者带来的危害很大，轻者发生皮肤破溃、溃疡、难以愈合；重者溃疡迁延不愈之后坏死，最后导致截肢；最糟糕的情况还会造成患者死亡。通过分析截肢原因会发现，85%的截肢都是溃疡造成的。而有4种情况最易造成糖尿病足部溃疡，"糖友"遇见这些情况，可一定要及时就医，千万不能扛。第一种情况是鞋子大小不合适。鞋子太挤会把足部皮肤磨破，糖尿病患者皮肤磨破不易愈合，就会形成溃疡，之后感染甚至会导致足坏死。第二种情况是烫伤。曾有患者洗足的时候用开水把足部皮肤烫破了，造成溃疡，难以愈合。患者当时做了血管介入手术，把血管开通了，但开通以后很快又闭塞，现在情况危重，截肢难以避免。糖尿病足病患者常伴有神经病变，感觉非常迟钝，很容易被烫伤。所以"糖友"洗足的时候一定要先下手后下足，手下去以后觉得皮肤温度合适了，洗足的温度就合适了，不能再兑热水，避免烫伤。若一旦发生烫伤，一定要及时就医，万不可延误。第三种情况就是水疱处置不当。有些糖尿病患者足上会突然起一个水疱，其实正常处理是比较简单的，就是出现水疱后就不要走路、不要活动，过几天水疱就会慢慢愈合了。如果水疱较大，就到医院请医生用无菌针头把水疱刺一下，把里面的液体放出来，然后包上纱布，不走路，几天就愈合了。可是很多"糖友"出了水疱以后既不制动，也不去医院，就自己把水疱表皮撕掉，把里面的液体放出来，结果撕完以后水疱感染了，感染以后造成坏死截肢，这种例子数不胜数。所以糖尿病患者一旦发生足部水疱绝不能轻视，一定要妥善处理。第四种是剪趾甲。曾有一位70多岁的老年患者，剪足趾甲剪破了皮肤，逐渐足趾就发黑了。对于糖尿病患者来说，很多看上去的小事情实际上关系重大，所以糖尿病患者碰到这些情况，必须及时就医，让医院根据情况全面检查，进而有针对性地解决病痛，这样把问题提前解决，而不是到足感染了、坏死了才想到看医生，这样不仅花钱更要受罪，最后还不见得能够妥善解决。对于糖尿病患者而言，很多问题是可以预防的，但治疗起来却很困难。

庄　丽：许教授刚才是从糖尿病足病的这个发展从轻到重的一个过程跟听众朋友做了一些有益的提醒。其实任何疾病都是有一个从轻到重，从可以治疗到难以治疗到不能治疗的这样一个过程，尤其是对于慢性病来讲，它的发病过程可能是缓慢的，但是它的结果如果管理不好、控制不好会是严重的，患者是会痛苦的，不能掉以轻心，那我们从诊断和治疗的关系、从治疗和监测的关系、从生活方式调整和用药治疗的关系、从医患关系等一系列的关键环节入手，跟听众朋友捋了一下糖尿病自我健康管理中的这些关键环节，把这些关键环节深深地扎入到自己的思想认识当中，然后尽可能的照顾到一些细节的做法，这样我想糖尿病患者一定是能够控制好自己的血糖的，那好，我们还是祝愿大家都拥有健康的身体，良好的心理状态，美好的生活，谢谢许教授！谢谢听众朋友收听！

# 第二十七讲　与糖尿病和平相处之道

庄　丽：大家对于糖尿病十分惧怕，相当一部分患者患病后十分焦虑。但是，能不能换一种方式和它相处，就是我们要做糖尿病的主人，与它和平相处？

许樟荣：这个问题非常好。伟大的作家托尔斯泰说过一句话"幸福的家庭都很相似，不幸福的家庭各有各的不幸"。所有的糖尿病患者如果控制得非常好，就像我推荐的几位患者，钱教授、汤先生等，他们有一些共同特点。他们自己爱学习，得了糖尿病以后学习糖尿病的知识，相信科学；他们经常参加糖尿病的健康讲座，订阅糖尿病的教育刊物，善于用书本上的知识指导自己的实践。科学知识改变了日常行为。他们非常尊重医生，是医生非常好的朋友，所以他们给我写信，打电话，我们关系都非常好。在发现糖尿病之后，保持一种乐观的情绪，有一种积极的生活态度。汤先生还应邀给许多糖尿病患者讲课，讲自己控制糖尿病的体会。他们和许多人一样，是普通的工薪阶层，按照医疗保险的规定进行治疗。他们也有烦恼，有时甚至想放弃。但是他们坚持下来了。今天我们广播里讲的这些东西，实际上不是我个人的经验，是糖尿病防治指南的要求，也是多年来大家治疗经验的总结，奉献给我们的患者。

从2013年开始，国内外的专家更加强调糖尿病治疗中要遵循个体化的治疗。简单地说，必须由医生与患者共同制订治疗方案，共同完成，缺一不可。糖尿病治疗方案要考虑患者的身体情况、有没有其他伴发疾病、患者对于健康的需求、药物的效果、不良反应、患者能否承担治疗费用等多种因素。有些患者对医生的话总有些疑惑，很相信别人的经验，或者道听途说的事情。当然，患者对于医生的信任，是来自于医生是否认真地对待患者、专业知识够不够、能否替患者着想等。但是对其他人有效的药物对您本人不一定适合，毕竟每个人情况不一样。最好的办法是认真听医生的解释，提出自己的意见与医生交流。当然，也可以通过现代的方法与医生联系，如微信、微博、电子邮件等。患者阅读有关糖尿病治疗的信息时，也要看看这些信息是否已经发表、是否得到医生和患者的肯定、是否获得国家有关部门的认可。如果患者本人不清楚这些，或者因为文化水平不高而无法辨别这些，则建议患者充分信任医生，有问题向医生请教。现在有的患者喜欢上网获得有关糖尿病治疗的新信息、新进展，这并不可靠，很多人利用互联网打广告，发布虚假信息。建议患者还可以看专家写的科普书籍、文章，订阅适合自己的糖尿病科普杂志，多参加一些医院办的科普讲座、糖尿病防治协会主办的正规的教育活动，不要上那些假药的当。很多人容易听信虚假宣传，这是因为医生讲的比较客观、不做任何保证；而假药的宣传从来都是讲疗效百分之百、没有不良反应；有些虚假广告甚至称服用该药可以不控制饮食、可以治愈糖尿病等；这些虚假的花言巧语迎合了患者的心理。所谓忠言逆耳、良药苦口，这个道理是一样的。

要想与糖尿病和平相处，患者就要特别的自律。吃饭很自律、运动很自律、各方面都很自律。看上去，这个自律使人失去了一定的自由，如不能随心所欲地吃，不能忘记吃药和注射胰岛素，要坚持锻炼等。但是正因为失去了这点自由，你才获得了更大的自由，获得了更长的生命，所以有舍才有得。糖尿病控制好的患者都有粗又有细。所谓粗是什么呢？这些患者都很乐观，都很豁达，他们不会因为今天有一点问题很苦恼想不开，这种人的心理状态很阳光。但是他们又很细致，自己的血糖的变化、自己的饮食改变带来的问题，都会观察和及时调整。医生给他看病是怎么跟他讲的，他都记得很清楚，不会遗忘。这就是非常珍惜生命、珍惜健康，注重每一个环节。一个人的人生之路是很漫长的，但是关键的时刻一定要把握，如考大学选的什么专业，入了行以后选的某个岗位，选了这个人做你的太太或者是老公，这都是你对个人对家庭对社会的一种承诺，做对了就奠定一生的幸福。有些人犯错误，甚至危害社会，也是关键时候做出的错误决定。糖尿病患者如果把握住疾病几个重要时机，也保证了健康和生活质量。如早期控制好血糖、血脂和血压，定期进行并发症的检查；早期发现异常，及时调整治疗方案等。今天上午有个患者来找我，拿了他父亲足的片子，因为糖尿病足病已经截去一条腿了，现在那一条也面临截肢，问我怎么办（大家如果有兴趣可以在新浪微博上看到，有一个叫"严重糖尿病足"的名词，写道，他的父亲因为糖尿病足病，足发黑了烂了，现在截肢了，他希望谁能救救他的父亲，他愿意用北京朝阳区的100m$^2$的房子来换取他父亲的这一个腿，谁能够保住它，他愿意把这房子送给你，我们签公正，没问题，100m$^2$的房子五六百万的价值，谁能应承这个事情呢？）我记得这个患者曾经找我看过，但是没有听从我的治疗意见。在我自己的微博另外写了一段。我说，任何的疾病过程都是由可以治疗到难以治疗，到最后不可以治疗，甚至无法治疗的这么个过程，糖尿病足病完全可以预防可以治疗的，早期我们识别足病危险因素并矫正之，使患者不发生足病。一旦发生足溃疡，我们针对病因，科学、及时、有效的治疗能够挽救多数患者的肢体。如果你不听医生的话，到了最后没办法治了，整个腿都黑了、坏疽了，你再来找医生，那么，医生确实没有保肢的好办法，那时是先保命再保肢了，有的患者就必须截肢了。患者的儿子来找我了，后来我就问他，你是不是发微博的那个人，他说是。你父亲曾经找我看过，我请他住院，他坚决不住院。现在患者的这种情况我没办法了，现在血管完全闭塞，半个足都坏疽，小腿严重缺血，而且合并严重的感染，截肢是必须的。这样的事情是十分痛心的。还有就是有的患者不相信医生，他相信报纸的，一个广告说蜂胶吃了可以治愈糖尿病，他就买蜂胶吃。另一个广告说，用某种草药洗足能治糖尿病，他每天草药洗足。花钱不少，但糖尿病治疗效果不好。这些方法怎么能治疗糖尿病呢？无稽之谈。某种报纸还有一整版，说有个叫某某的教授，27岁的院士，出过国，是个名医，说他发明了一个心脑血管治疗仪，用这个仪器，在家自己就能治心脑血管病，可以不用上医院了。我看了以后特别难受，我专门写了一个微博：我们国家还没有这么年轻的院士，他连学业都没有完成，哪里有科学成绩？国外也没有这样的例子。如果患者听了他们的话，停用原来的药物，糖尿病患者很可能发生酮症或者高渗昏迷，谁来负责呢？有些广告做得非常离奇，例如植物胰岛素、昆虫胰岛素等。我们应该知道，植物和昆虫没有胰腺，哪里有胰岛素呢？患者及家属之所以听信这些完全是忽悠的无稽之谈，还是因为很多人希望不控制饮食、不锻炼，用偏方就可以治愈糖尿病。还有些患者很善良，看到大牌报纸、有名的电视台、电台的广告就相信，认为他们不会骗人。我们看到严重的糖尿病患者往往都有一个特点，就是非常的执拗，个性非常的倔强，不相信医生的话。他就觉得医生是不是要赚我钱呀？我自己的病我比你还不了解吗？这些患者对家里人的劝告也听不进去，当出现严重问题时，还拒绝治疗。

有很多患者过度投入工作，就像我见过一个患者，是江苏省某个县公安局的局长，工作非常忙，得了糖尿病了他照样的该喝酒喝酒，该吸烟吸烟，生活上没有规律，最后40多岁就心肌梗死，60岁左右就去世了。工作上再忙再累，都不能够成为影响我们健康的理由，该看病还得看病，否则工作时间实际上是缩短了。我们很多患者条件比较好，但是没有时间关照自己。所谓没有时间实际上是个借口，还是对这个问题认识不够。那么想想，如果你病倒了、退休了，单位是不是就解散了？我们的社会就停顿了？所以一定要科学、理性、客观地对待自己，不要认为自己是单位的一把手，单位就不能没有自己。实际社会永远在前进，每个人都只在一定阶段发挥作用，我们总要从事业这个战场上下来，退回社会和家庭。家庭无论对谁来讲，都是重要的和永远的。一个单位第一把手下台了，马上就提拔或者调一个，家庭中没有了父亲、母亲，孩子会在缺乏父爱母爱的环境中生长，不仅是生活艰难，而且心理上也很沉重。这不仅仅是家庭的不幸，也是社会的不幸。

部分患者因为医疗费用的问题，看不起病，所以放弃治疗，按照现在国家的政策，城市里有医保，国家干部有公费医疗，农村有新农合。有些患者有困难，要跟医生商量，医生会给你想法，怎么给你少花钱治好病。你用不起像现在的胰岛素类似物的，用人胰岛素，大概是70块钱1支，实在不行，我们用猪胰岛素，那就20元钱1支。当然不同的价格有不同的质量，便宜的胰岛素质量方面、不良反应方面是差一点，但是，同样也能治病救人。越是经济条件不好的，越是要好好治病，因为只有好好治病才有可能省更多的钱，才能使你能够更长时间的工作。

控制不好的糖尿病患者最大的问题是不能客观、科学、理智地对待糖尿病，我们见过许多患者，有高级干部、农民和普通百姓，疾病控制不理想，许多人不是没有治疗的条件，而是受害于无知，受害于自己执拗的性格，受害于没有科学的知识。

医者与患者，目标一致，应该是同一战壕的战友，同心同德，齐心合力才能战胜共同的敌人——疾病。战胜疾病，不仅需要药物，更需要科学知识，需要患者的自律和医生的精心。再好的医生也治不好一个不听话患者的疾病，尤其是糖尿病、高血压这类需要终身坚持健康的生活方式、坚持自我病情监测和坚持用药、长期随访的疾病。